1日3000歩
歩きたいのに
歩けない
人のための

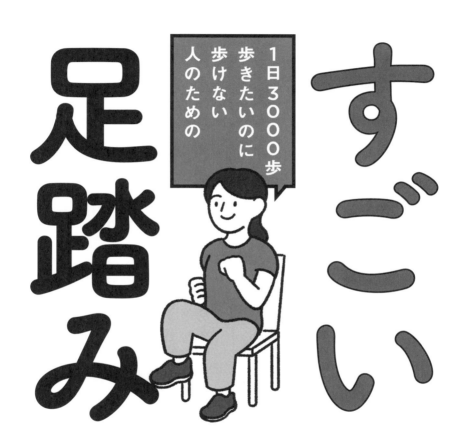

すごい足踏み

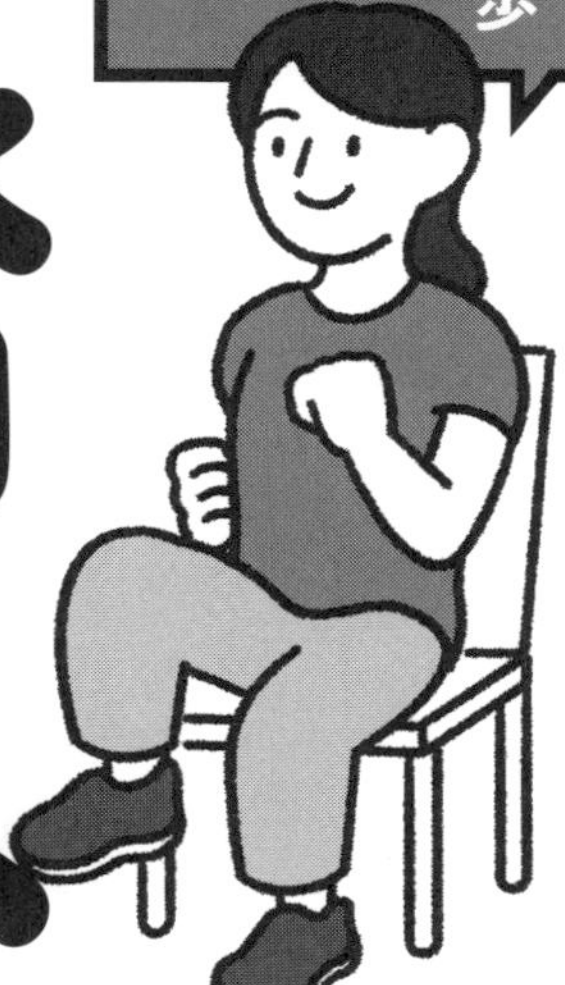

足の専門医
菊池守

アスコム

「今より若くて元気なころは
もっとスタスタ歩けていた。
近所の散歩も苦じゃなかったし
休みの日はハイキングに出かけたこともある。
それが、最近じゃ買い物に行くのもおっくうになった」

年齢を重ねるにつれて、こんな悩みが増えていませんか。

歩かなくなる理由は人によってさまざまでしょう。
次のような悩みは、
私の患者さんもよくおっしゃっています。

はじめに

「足が痛くて歩くのが辛い」
「疲れやすくなって、外を出歩くのがおっくうだ」
「階段の上り下りがきつい」
「暑い日、寒い日は出歩きたくない」
「腰痛があるので歩きたくない」
「歩くのが遅くなり、横断歩道を渡るのが怖い」

この本を手にとった皆さんにも
心当たりがあるのではないでしょうか。
「歩けないなら、
家でおとなしくしていればいい」
と思う方もいるでしょうが、
医師としておすすめできません。

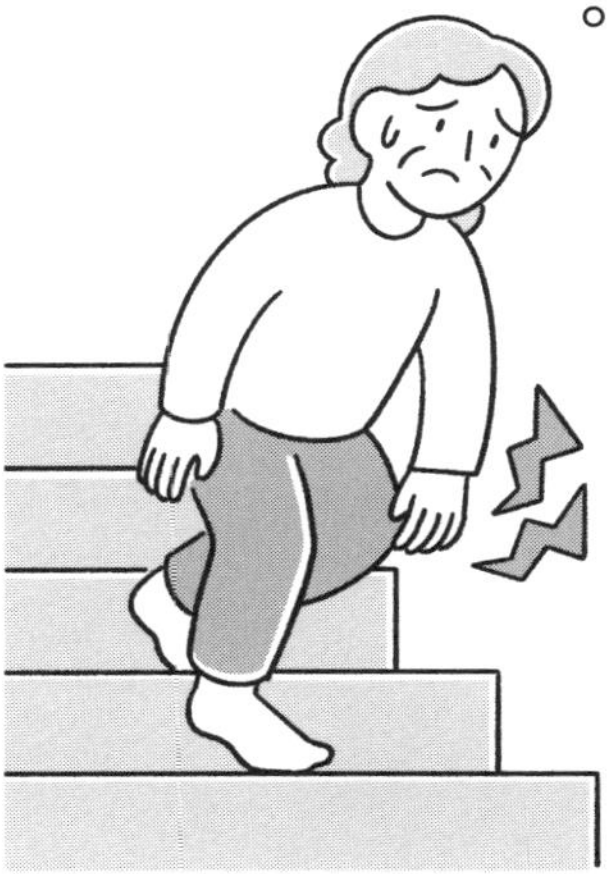

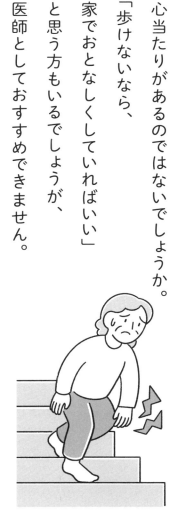

歩かないということは、あなたが思っている以上に健康に悪影響を与えています。

歩かないことは、次のような病気や症状を誘発する可能性があります。

高血圧

糖尿病

脂質異常症

骨粗しょう症

認知症

うつ病

寝たきり

これらは、あくまで一例です。
他にもさまざまな病気と
関連することがわかっています。
運動不足になるだけでなく、
筋力低下により
血流が悪くなることも要因の1つです。
しかも、歩かないことによるマイナスは
それだけではありません。

それは、歩けない・歩かないことが原因で
運動不足が続くと、さらに重大な影響があるからです。
厚生労働省が示した資料によると
毎年5万人もの人が、
運動不足が原因で亡くなっているのです。
健康への影響については、
後ほど詳しくご説明します。

人間の足は、年齢を重ねるにつれて
だんだんと衰えていきます。
歩けなくなるのは、
決して他人事ではありません。

ここで、ちょっとクイズを出してみましょう。

あまり知られていませんが、
人間の足には寿命があるのです。
それは、次のうちどれでしょう。

A　50年
B　60年
C　70年

答えは次ページで。

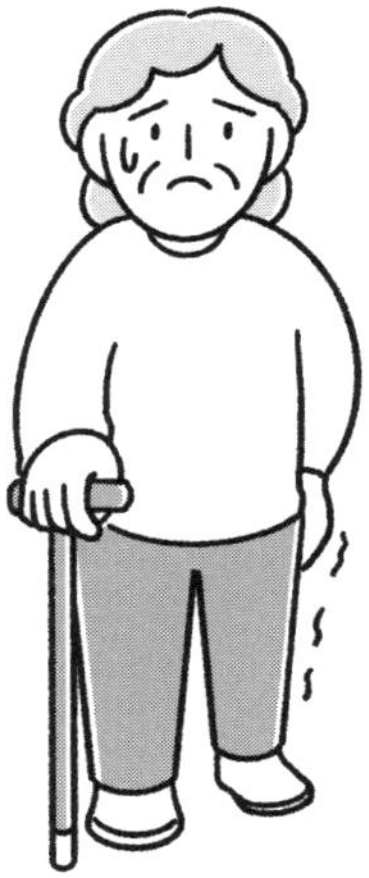

答えはなんと、50年です。

実は、人間の足は50年で耐用年数を過ぎると言われています。
50年を過ぎると、足のどこかに少しずつ異常が出始め、
60歳、70歳になるとだんだん歩くのが辛くなっていきます。

あなたは今、十分に歩けていますか？
「買い物くらいは自分で歩いて行っている」という方でも
知らぬ間にだんだんと足が衰えて、
運動量も落ちているかもしれません。
次ページのチェックリストを試してみてください。
あなたの現状がわかります。

足の老化チェックリスト ✓

- ☐ 1日20分以上歩いていない
- ☐ 歩くとすぐに足がだるくなる
- ☐ 歩くとすぐに疲れる感じがする
- ☐ 最近、つまずきやすくなった
- ☐ 歩くスピードが落ちてきたと感じる
- ☐ ひざに痛みがある
- ☐ 足の指に痛みやしびれがある
- ☐ 腰に痛みがある
- ☐ 足に力が入らない
- ☐ 階段の上り下りがスムーズにできない
- ☐ 足にむくみがある
- ☐ 歩くときに目線が下がる
- ☐ 最初の1歩が出にくい
- ☐ 気がつくと、イスがないか探してしまう

チェックが 1～2

現時点では、大きな心配はありませんが
チェックが1個でもあれば、
将来に向けての危険信号かもしれません。
できる限り、運動不足を解消できるように
努力してみませんか。

チェックが 3～4

おそらく、歩行不足・運動不足を
自覚されていることでしょう。
このままだと筋肉量が落ちて、
ますます歩けなくなる悪循環に陥ります。
早急な予防策が必要です。

チェックが 5以上

現状を放置しないことが大事です。といっても、
痛みなどがある場合は、無理な外出は禁物です。
無理をせずに、自宅で運動量と筋肉量を
増やせる方法が本書には載っています。
ぜひ、参考にしてください。

1日合計で3000歩、歩ければ筋肉の衰えを防ぎ寝たきりにならず、健康を保てると言われています。

「歩いたほうがいいのは、わかっているけど
いざ外に出ようと思うと、おっくうになるんですよ」

そのお気持ちわかります。
痛みや違和感があれば、なおさらでしょう。
しかし、外に出ない生活では1日1000歩も困難です。
そこで、私が開発したのが**「すごい足踏み」**です。

何がすごいのかと言えば

①外に出なくていい

②座ったまま行う運動なのに、
歩くのと変わらない運動効果

③歩くときには刺激できない筋肉も刺激できる

私が**アメリカ**で**最新の「足病学」**を学び、
日本唯一の足の総合病院の医師として
今まで4万足（2万人）の診察をしてきた経験を基に
独自に開発しました。
次ページで、「すごい足踏み」の例を示します。

これが「すごい足踏み」です

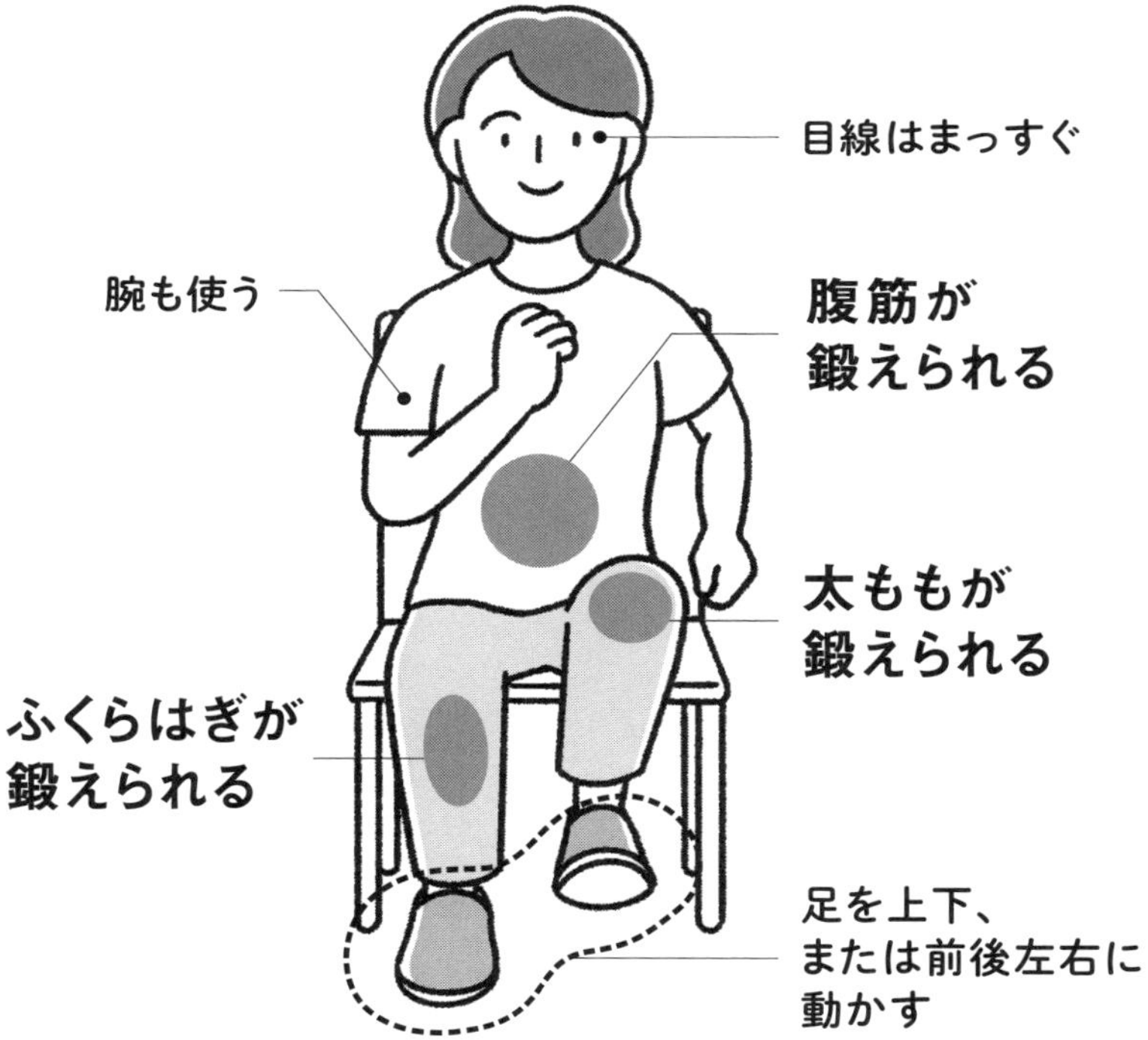

- 座ったまま歩行時と同じ筋肉を刺激できるよう綿密に設計されています。上記以外にもさまざまな筋肉を鍛えることができます。
- 全部で5パターンの動作があります。

いかがでしょうか。**座ったままできる**ので、
これならあなたでも簡単に今日から始められますよね。
リラックスした状態でできるので
「ながら運動」も可能です。

音楽やラジオを聴きながら

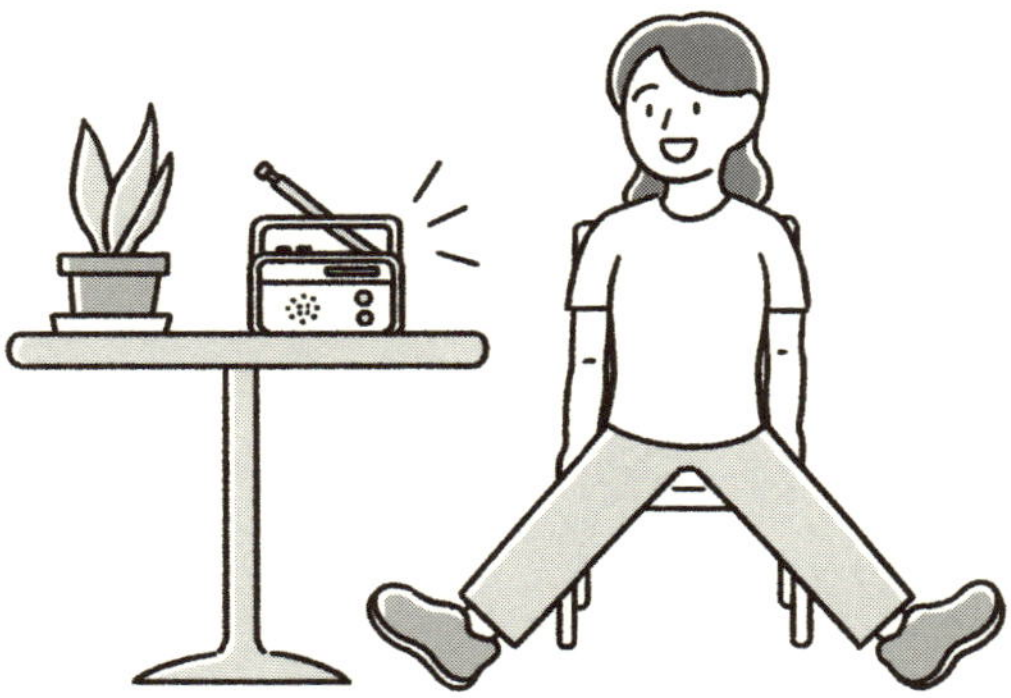

テレビを見ながら

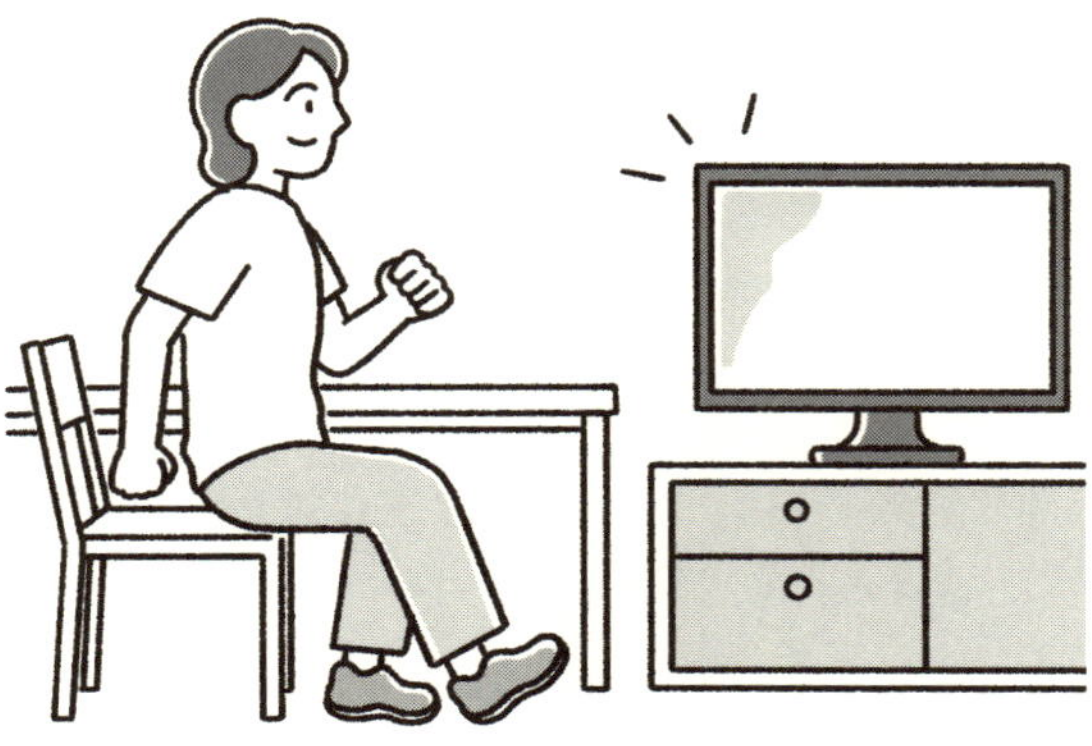

他にも、すごい足踏みを実践すると、こんないいことがあります。

むくみ改善
認知症予防
骨粗しょう症対策
尿もれ予防
腰痛改善
ダイエット効果

1日2分から始められます。
慣れてきたら少しずつ時間を伸ばせば
健康効果も高まります。
まずは、気楽な気持ちで始めてください。

「すごい足踏み」を
やってみました！

2024年9月、東京・世田谷区で行われた健康講座の中で、「すごい足踏み」を一般参加者の皆さんが実践！　講座終了後の熱気あふれる会場で、初めて経験されたうえでの率直な感想をうかがいました。

H・Sさん（80歳・女性）

足が痛いときでも、無理なく楽しくできる！

昔から運動が好きで、今も普段からなるべく歩いています。ただ、**最近は巻き爪で足が痛くなることがあります。そんなときでも、これなら無理なく楽しくできそうです。**

痛みで外を歩くのは気後れするときや、**雨の日、暑さ・寒さがすごい日など**には、家の中で座ってできる「すごい足踏み」はとてもいいと思うので、今後もやっていくつもりです。

H・Sさん（66歳・男性）

「普段使っていない筋肉」を動かせた！

イスに座ったままできるし、**キツすぎず、かといって楽すぎない運動**になるのが、とてもいいですね。

普段から歩いてはいるのですが、「いつもの歩行では使っていない筋肉」を動かしている感覚もありました。ノリやすくて楽しい「両足床ドン」など、どれも**テレビを観ながらできるので、足の健康のために続けていきます。**

O・Sさん（74歳・女性）

老化は足から！　座ったままで楽しく足の運動ができます

以前、**ひどい息切れ**があり、心臓の精密検査を受けても原因がわからず悩んでいました。そのとき、「運動がいい」と聞きラジオ体操をはじめたところ、みるみる体調が良くなり、運動の大切さを痛感しました。

イスを使う運動は退屈で苦手だったのですが、これは楽しいので続けられそうです。

「老化は足から」というので、足に特化した「すごい足踏み」を毎日の運動に取り入れたいです。

M・Tさん（60歳・女性）

「体が軽くなる」「体も頭もよく使う！」とても魅力的な運動だと思います

デイサービス関連の仕事をしています。利用者の方々の新しい運動メニューにできないかと思い、体験してみました。

準備運動の段階から「体が軽くなる感じ」がしたうえに、足踏みは「体も頭もよく使う!」ということがよくわかりました。とても魅力的な運動なので、運動メニューに組み込むことを前向きに検討したいと思います。

すごい足踏み　目次

第1章

「歩きたくない」「歩くのがしんどい」人に最適な「すごい足踏み」とは

第2章

座ったままで、目指せ1万歩！ すごい足踏み

第3章

楽しく続ける！　すごい足踏み

通常編3 両足床ドン

第 1 章

「歩きたくない」「歩くのがしんどい」人に最適な「すごい足踏み」とは

最も手軽な「歩くこと＝歩行」こそが究極の健康法

突然ですが、まず1つ質問をさせてください。

皆さんは普段、運動していますか？

もっと言うならば、**いちばん手軽な運動＝歩くこと**をしていますか？


歩くことは、私たちにとって最も簡単な運動であり、一般的な日常生活にとても密着した動作でもあります。

ですから本来は、「さぁ、今から歩行という運動をするぞ」と気合いを入れたり、時間や道具などを確保したりしなくても、実践できているはずです。

ところが実際は、**「運動不足を実感している」「歩きたくない」「歩くのがしんどい」**という人が非常に多いと思います（詳しくは30ページを参照）。

そんなあなたには、「歩くことの健康面での多大なメリット」を、改めて認識していただきたいと思います。

歩くことは、ジムなどで行う筋トレとはまったく異なり、特別なウエイトを使わなくても非常に効率的なトレーニングができる運動です。

自分の体重と重力を最大限に利用した「自重トレーニングの最たるもの」が、歩くことと言っていいでしょう。

また、**人間の筋肉の6〜7割は、下半身に集まっています。**

ですから、誰もが普通に歩くことによって、全身の筋肉の6〜7割を自然と動かせて、そのおかげで**全身の血流を促進させることができます。**

さらに、歩くこと自体が有酸素運動であるため、心臓や肺が活発に働いて鍛えられ、**心肺機能の向上効果も得られます。**

骨に刺激を与えるため、**骨密度アップも期待できます。**

他にも、最も手軽な運動である歩くこと＝歩行でもたらされる健康効果は、枚挙にいとまがありません。

ひとことで言えば、**歩くことこそが究極の健康法なのです。**

歩くことで、さまざまな病気を防げる

では、究極の健康法である歩くことによって、どのような病気を防ぐことができるのでしょうか。

また、どれぐらい歩けば、病気を予防できるのでしょうか。

それらの点がよくわかる研究をご紹介しましょう。

それは、群馬県の中之条町で２０００年から実施された調査をまとめた**「中之条研究」**です。

この研究は、**65歳以上の住民５０００人**を対象に行われ、日常の運動頻度や時間、生活習慣、睡眠時間、食生活などに関する膨大なアンケート調査が**20年以上継続して行われました。**

さらに、対象者５０００人のうちの２０００人に対しては、詳細な血液検査や遺伝子解析を実施。

そのうちの500人については、身体活動に関する定期的なアンケートの実施に加え、加速度センサー内蔵の身体活動計まで携帯してもらい、**24時間・365日の歩数や歩行速度を記録していました。**

ここまで詳細な調査研究によって、健康の維持・増進と歩くことの関係が具体的にわかりました。

結論から言えば、健康の維持・増進のためには、**1日平均8000歩以上歩くことが理想的。**

また、ただ歩くだけでなく、「速歩き」など**中強度の活動が20分以上**含まれていれば、**代表的な生活習慣病の発生率が10分の1以下になる**とされているのです。

なお、中強度の活動とは、うっすらと汗ばむ程度の速さで「速歩き」することを意味しています。

歩くことではない日常的な活動例を挙げるなら、**雑巾がけ**や**ラジオ体操**など、息が多少きれてもどうにか他人と会話できる程度の運動のことです。

中之条研究の主な内容を一覧にしたのが、左ページにある表です。

これを見ると、例えば1日2000歩の歩行量を維持するだけでも、筋肉の衰えを防ぐことができ、**寝たきりになるリスクを軽減できる**ことがわかります。

1日3000歩なら、さらにその効果は高まるでしょう。

1日4000歩では、運動による血流促進に加え、歩くことで風景が変化するなどの脳への刺激がリフレッシュ作用を生み、**うつ病予防の効果が認められています。**

また、1日7000歩歩けば、血流が維持されることによって血管が鍛えられ、**ガンや動脈硬化に対する予防効果があります。**

さらに、骨も刺激されることで鍛えられるので、**骨粗しょう症や骨折の予防**も期待できます。

そして、1日8000歩歩けば、**高血圧・糖尿病・脂質異常症など代表的な生活習慣病にまで有効とされているのです。**

1日あたりの歩数で予防できる主な病気

歩数	速歩き時間	予防できる病気・病態
2,000歩	0分	● 寝たきり
4,000歩	5分	● うつ病
5,000歩	7.5分	● 要支援・要介護 ● 認知症（血管性認知症、アルツハイマー病） ● 心疾患（狭心症、心筋梗塞） ● 脳卒中（脳梗塞、脳出血、くも膜下出血）
7,000歩	15分	● ガン（結腸ガン、直腸ガン、肺ガン、乳ガン、子宮内膜ガン） ● 動脈硬化　● 骨粗しょう症　● 骨折
7,500歩	17.5分	● 筋減少症 ● 体力の低下（特に75歳以上の下肢筋力や歩行速度）
8,000歩	20分	● 高血圧症　● 糖尿病　● 脂質異常症 ● メタボリック・シンドローム（75歳以上の場合）
9,000歩	25分	● 高血圧（正常高値血圧）　● 高血糖
10,000歩	30分	● メタボリック・シンドローム（75歳未満の場合）
12,000歩	40分	● 肥満

※中之条研究（東京都健康長寿医療センター研究所）を基に作成

実は世の中にはこれだけ「歩けない」人が多い

前項の内容で、日常的に歩くことがいかに大切なのかについて、よくおわかりいただけたと思います。

病気の予防、健康の維持・増進を考えるなら、中高年以降でその重要性がいっそう高まることは言うまでもありません。

ところが、現代の日本人の中には、「あまり歩いていない人（歩数が少ない）」「歩くことが難しい人（歩くこと自体が困難）」が多いという実情があります。

例えば、厚生労働省の調査結果によると、**20歳以上の男女が1日に歩く歩数の平均は、男性で6793歩、女性で5832歩になっています。**

ただし、男女とも年齢が高くなるにつれて歩数は少なくなる傾向があり、特に60歳以降ではガクンと減ることがわかっています。

65歳以上ともなれば、**男性で5396歩**、**女性で4656歩**にまで、1日の平均歩数が大幅に減少しているのです（32ページの図を参照）。

また、内閣府の調査結果では、歩くことが難しい（歩き続けることが困難）と感じている高齢者がとても多くいらっしゃることも判明しています（33ページの図を参照）。

その調査は**60歳以上の男女6000人**を対象に行われ、「数百メートルくらい歩くこと」について「とても難しいと感じる」「少し難しいと感じる」「難しいと感じない」「わからない」の選択式で答えてもらったものです。

すると、「とても難しいと感じる」「少し難しいと感じる」と答えた人の割合が、60代までは10％未満だったところ、**70～74歳では14・7％**、**75～79歳では23・4％**にのぼっています。

実際に歩いている歩数が少なく、70代の約5人に1人が歩行自体を困難とまで感じていることは、真剣に受け止めねばならない事実なのです。

歩数の平均値（20歳以上、性・年齢階級別）

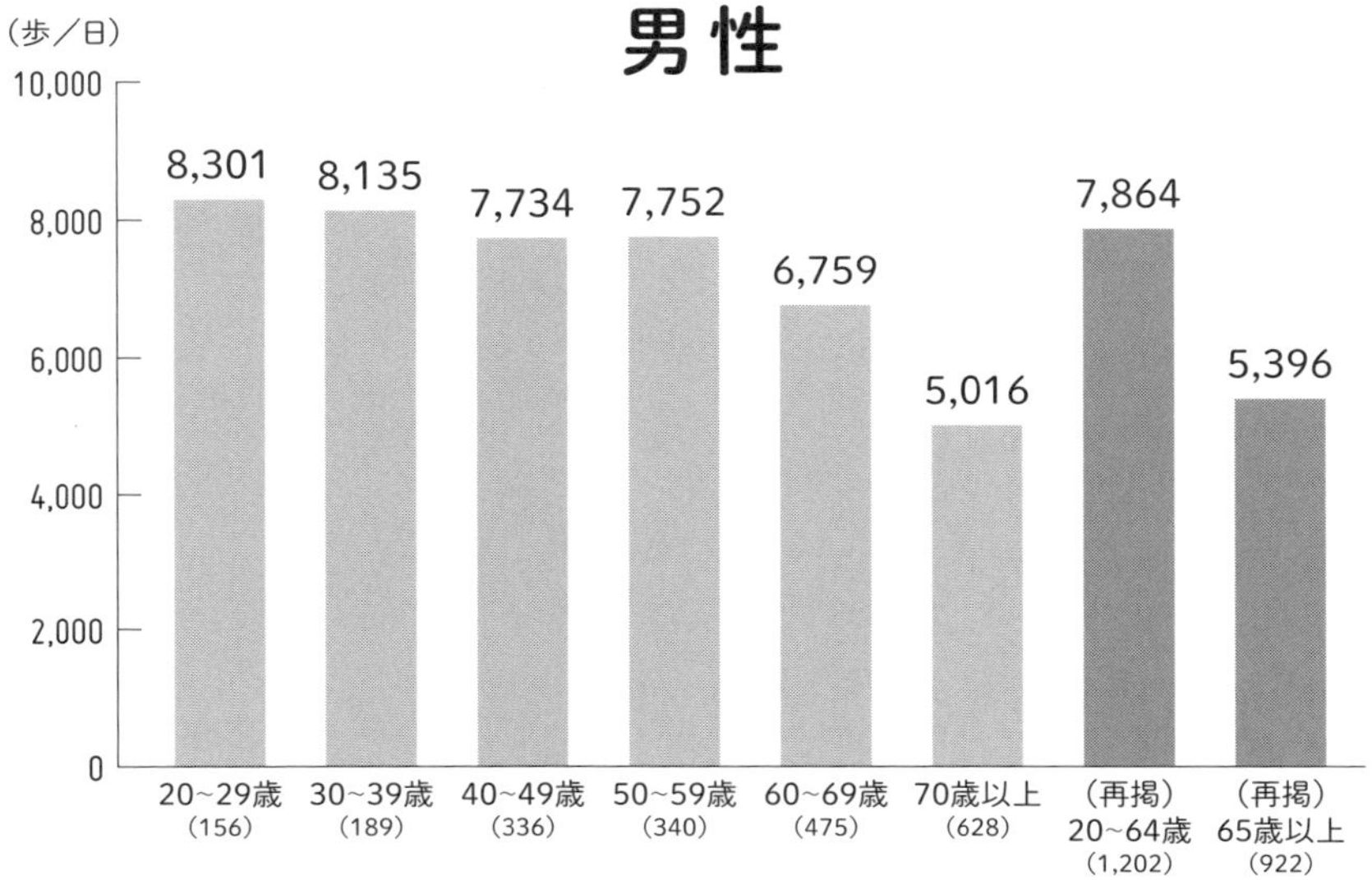

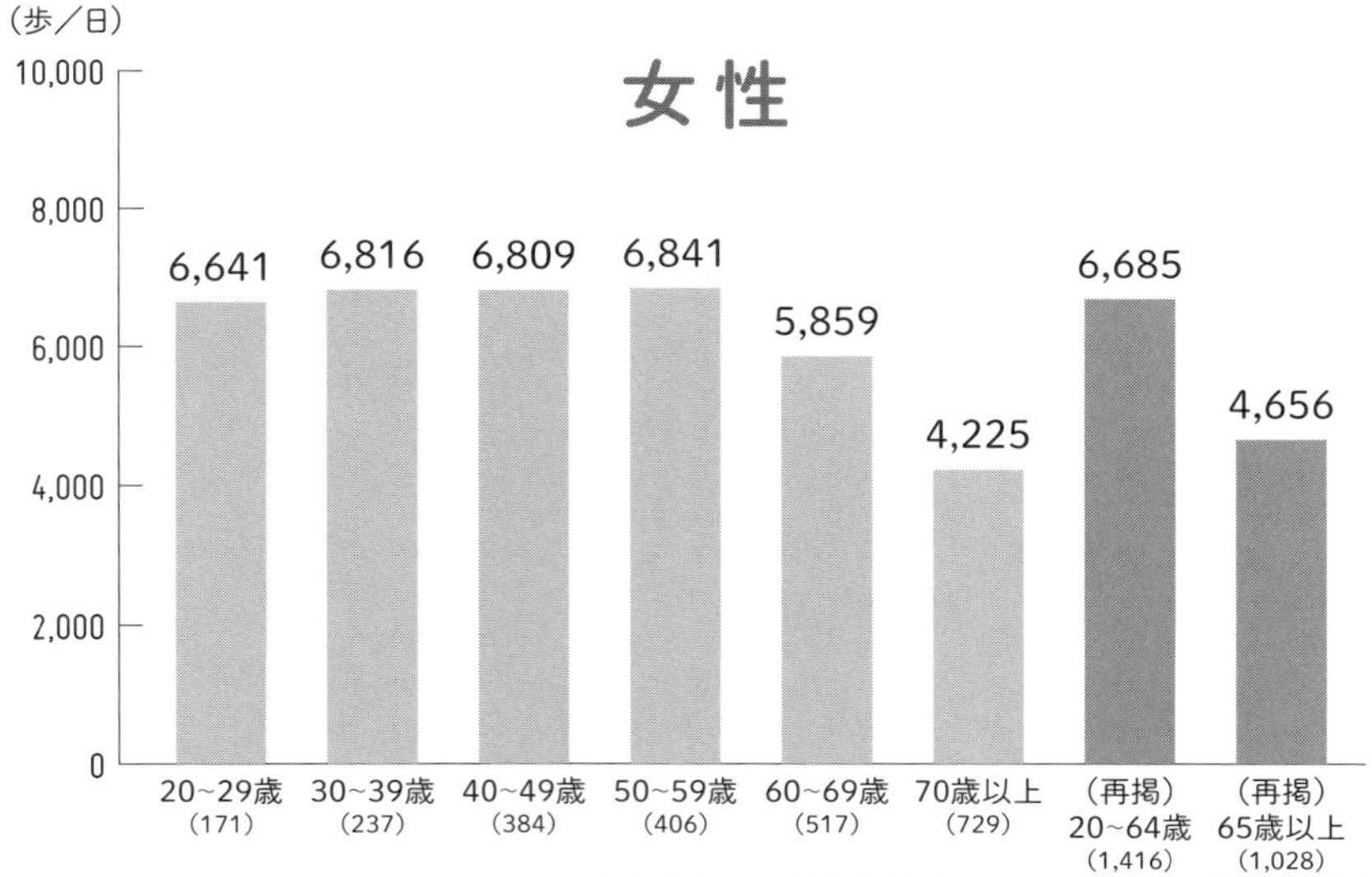

※厚生労働省「令和元年 国民健康・栄養調査結果の概要」を基に作成

数百メートルくらい歩くことの困難程度

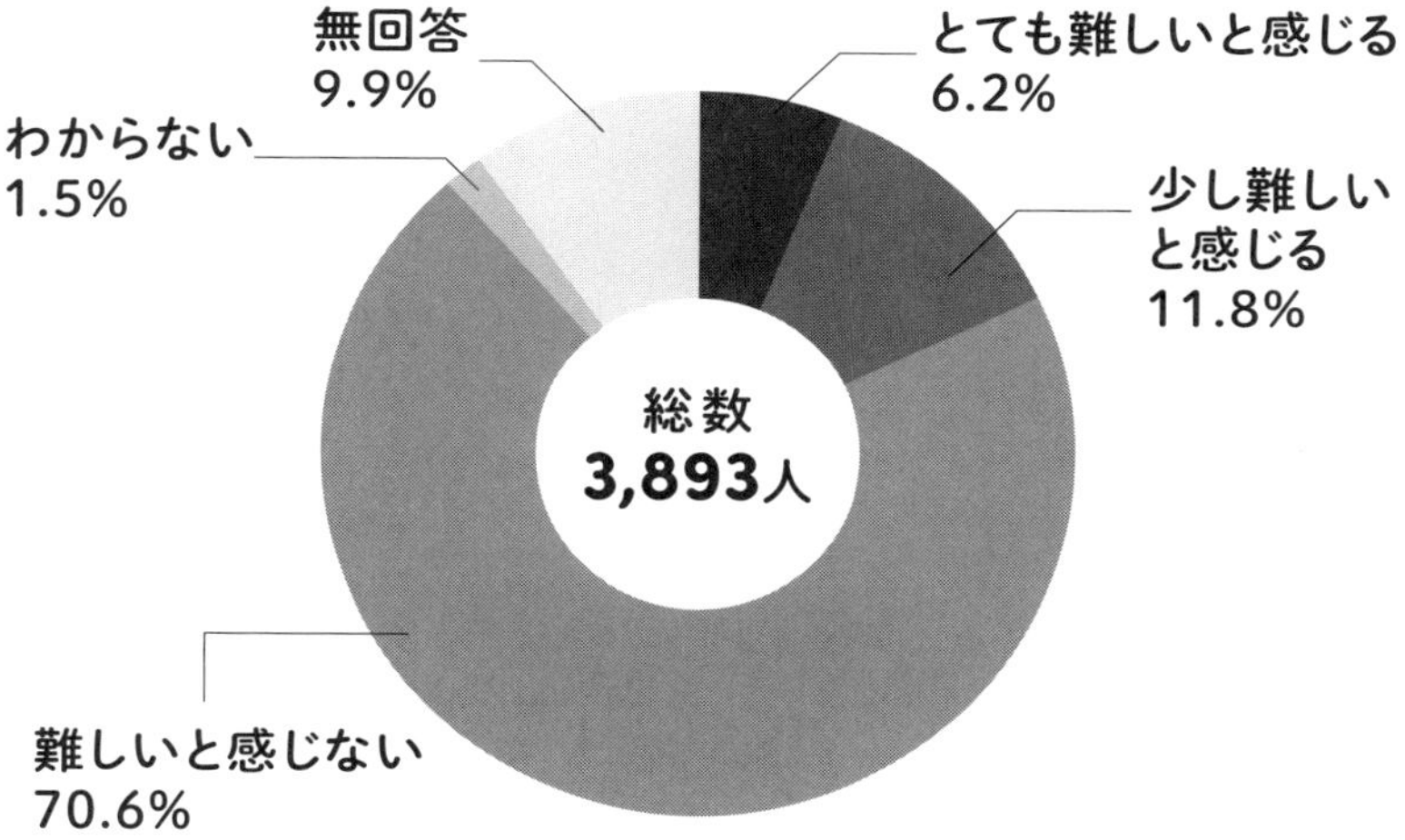

単位：%

	とても難しいと感じる	少し難しいと感じる	難しいと感じない	わからない	無回答
60〜64歳	1.3	5.2	86.8	1.9	4.7
65〜69歳	1.5	7.4	82.5	1.2	7.4
70〜74歳	4.9	9.8	75.6	1.0	8.7
75〜79歳	7.4	16.0	62.1	1.3	13.3
80〜84歳	11.8	20.0	47.8	2.1	18.3
85歳以上	27.1	28.5	26.1	2.7	15.5

※内閣府「平成26年度 高齢者の日常生活に関する意識調査結果」を基に作成

「歩いていない」状況が続くと死が近づく!?

「歩いていない」「歩くのがしんどい」という運動不足の状況を放置していると、いったいどうなってしまうのか――。

当然ながら、26〜29ページでお話ししたような健康の維持・増進効果、病気の予防効果などはほぼ期待できません。

ただし、話はそれだけでは終わらないのです。

左ページにあるグラフをご覧ください。

これは、2013年当時の厚生労働副大臣が会見で示したデータで、日本国内での主な死因と、その人数をまとめたものです。

それによると、**運動不足による死亡者数は、喫煙・高血圧に次ぐワースト3位**で、その数は**年間約5万人**にのぼると推定されているのです。

2007年の我が国における危険因子に関連する非感染症疾病と外因による死亡数

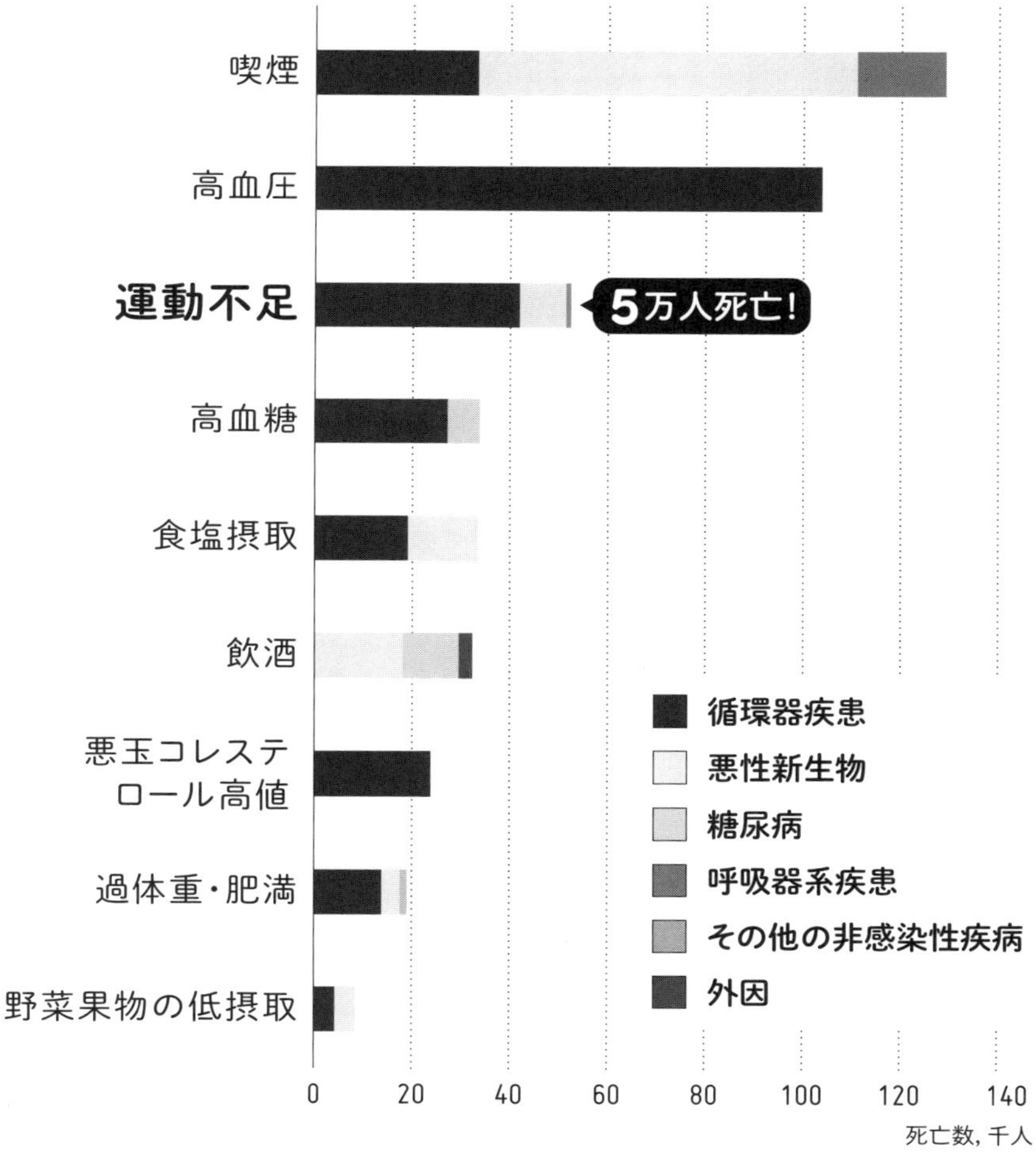

出典：THE LANCET 日本特集号（2011年9月）日本：国民皆保険達成から50年「なぜ日本国民は健康なのか」
出典：厚生労働省「2013年9月27日 副大臣ロコモレク資料」

もちろん、ひとことに運動不足といっても、人によって度合いは異なります。運動不足がどのような不調・病気につながるのかも人それぞれです。

- ひざ痛で歩かなくなってから**足がむくみ、血圧が上がった**方。
- 動かないことで足首やひざが硬くなり、**強い痛み**を訴える方。
- ふくらはぎや太ももが非常に細く、**歩くとふらつく**ために外出が怖くなり、**運動不足に拍車がかかっている**方。
- **骨密度が減って骨がスカスカ**になり、レントゲン画像では骨が薄くしか映らない状態になっている方。

このように、皆さん、さまざまな原因による、さまざまなお悩みを抱えていらっしゃいます。

「運動不足がさまざまな疾患につながっている」。これは、患者さんを日々診療する中で強く感じていることです。前ページのデータと直接的な関係があるわけではありませんが、それが遠因になっているとは言えると思います。

歩くときに「これだけは意識したい３つのポイント」

普段の歩きを健康の維持・増進に役立てるには、「歩く量」だけでなく、「歩く質」にもぜひ目を向けてください。

歩く質を高めるためには、いくつかのポイントがあります。とはいえ、すべてのポイントを網羅した歩き方をここで説明したとしても、皆さんが実践できなければ意味がありません。

そこで、歩くときに「これだけは意識したいポイント」を３つに絞り、以下にご紹介します。

❶「歩幅」は大きすぎず小さすぎず

歩幅の目安は、身長によって変わります。専門的には、「身長（㎝）×０・45」とか「身長（㎝）－１００」を目安にする説がありますが、いちいち計測したり計算したりするのは面倒でしょう。ですから、毎日普通に歩くときには、**「無理に大きすぎず、極端に小さくならず」**と意識すればOKです。

❷「目線」を上げて姿勢よく

地面ばかり見て歩いていると、いつのまにか前傾姿勢になります。すると、体のさまざまな部位によけいな負荷がかかり、悪影響が連鎖してしまいます（詳細は１３０ページ参照）。

まずは目線を起こし、しっかり前方を見るようにしてください。そしてできれば、**自分の体が上からつり上げられているかのように、背筋を伸ばす**ようにしてください。

❸「横断歩道を渡りきれる」ぐらいのスピードで

専門的には「秒速１メートル」が目安とされていますが、これを日常生活に当てはめるなら、**「信号が青のうちに横断歩道を渡りきれる速度」**となります。その速度をできるだけキープできるように意識しましょう。

毎日の歩行で意識すべき3大ポイント

1 歩幅

「大きすぎず小さすぎず」が基本。無理に大股歩きにする必要はありません。

2 目線

地面ばかり見て歩くのはNG。目線を上げれば、姿勢もよくなります。

3 スピード

信号が青のうちに横断歩道を渡りきれる速度を、なるべく長くキープ。

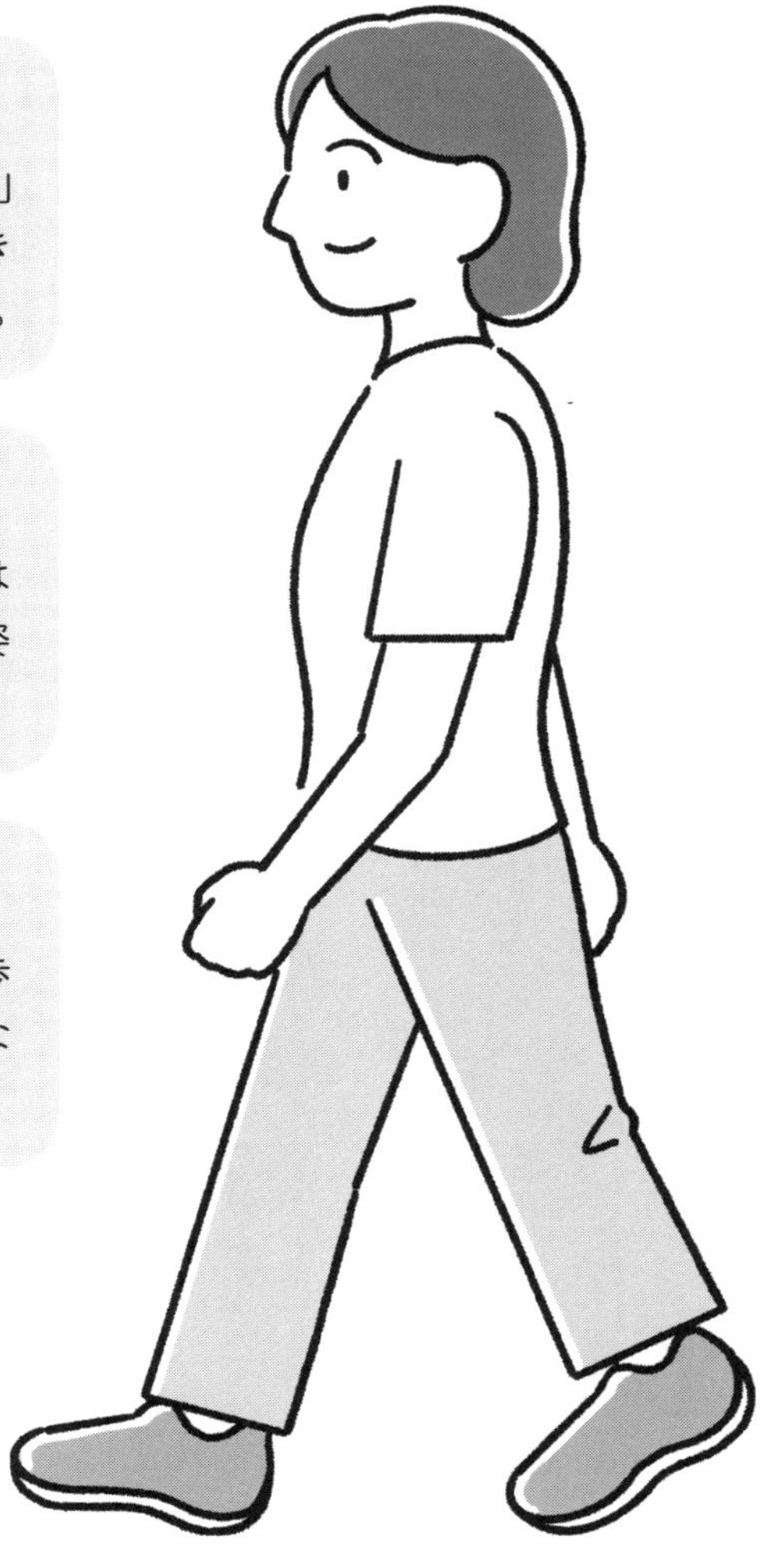

歩かなくても「歩くのと同じ効果」の運動は可能

歩くことで得られる健康効果の最大のカギは、**筋肉**と**血流**です。

全身の筋肉の6〜7割が下半身に集まっていることは、すでにお話ししました。しかも、それら**下半身の筋肉には、サイズが大きいという特徴があります。**

歩くことは、そうした下半身の筋肉を刺激・活性化・トレーニングし、全身の血流を改善することになります。

だからこそ、**健康の維持・増進効果が全身に波及していくのです。**

血流が良くなるということは血液循環や代謝機能が良くなるということです。

血液循環や代謝機能についてもう少しご説明しましょう。

まず、ある程度歩くと、誰にでも「体が温まる」「息が上がる」「軽く汗をかく」という変化が現れます。

これらはまさしく、歩いて下半身の大きな筋肉を積極的に動かしたことによって、**全身の血液循環や代謝機能がよくなった証拠です。**

その一方、上半身にある小さい筋肉をいくら積極的に動かしても、体が温まったり、息が上がったりすることはほとんどありません。

小さい筋肉を刺激・活性化・トレーニングしても、健康の維持・増進効果は全身に波及しにくいのです。

ですから、**歩くことは、健康面で非常に効率のいい運動と言えるわけです。**

ただ、これほど効率のいい運動なのに、現代の中高年以上の方々では、「あまり歩いていない（歩数が少ない）」「歩くことが難しい（歩くこと自体が困難）」というケースが意外に多いという状況があります。

その背景には、**「ひざ痛や腰痛があって歩けない」「現時点で筋力がないので歩くのがしんどい」**という身体的な問題や、**「わざわざ外を歩くなんて面倒」**という心理的な問題などがあるはずです。

仕事に追われている人なら、歩く時間を確保しづらいという時間的な問題もあるかもしれません。

そうした事情はよくわかります。しかし、健康の維持・増進にすぐれた歩行をしないままでいることほど、もったいないことはありません。

そこで考案したのが、**「すごい足踏み」**です。

足踏みといっても、単純な「普通の足踏み」ではありません。詳しいやり方は第2章以降でご紹介しますが、足をさまざまに動かすステップです。

そして、「すごい足踏み」には、唯一無二の特徴があります。

「イスに座って行えて、歩くときと同じ下半身の大きな筋肉を刺激・活性化・トレーニングできる」

つまり、**実際に歩かなくても、歩いたときと同様の健康の維持・増進効果が得られる**という運動なのです。

「すごい足踏み」は、
歩行と同じ筋肉を刺激できる

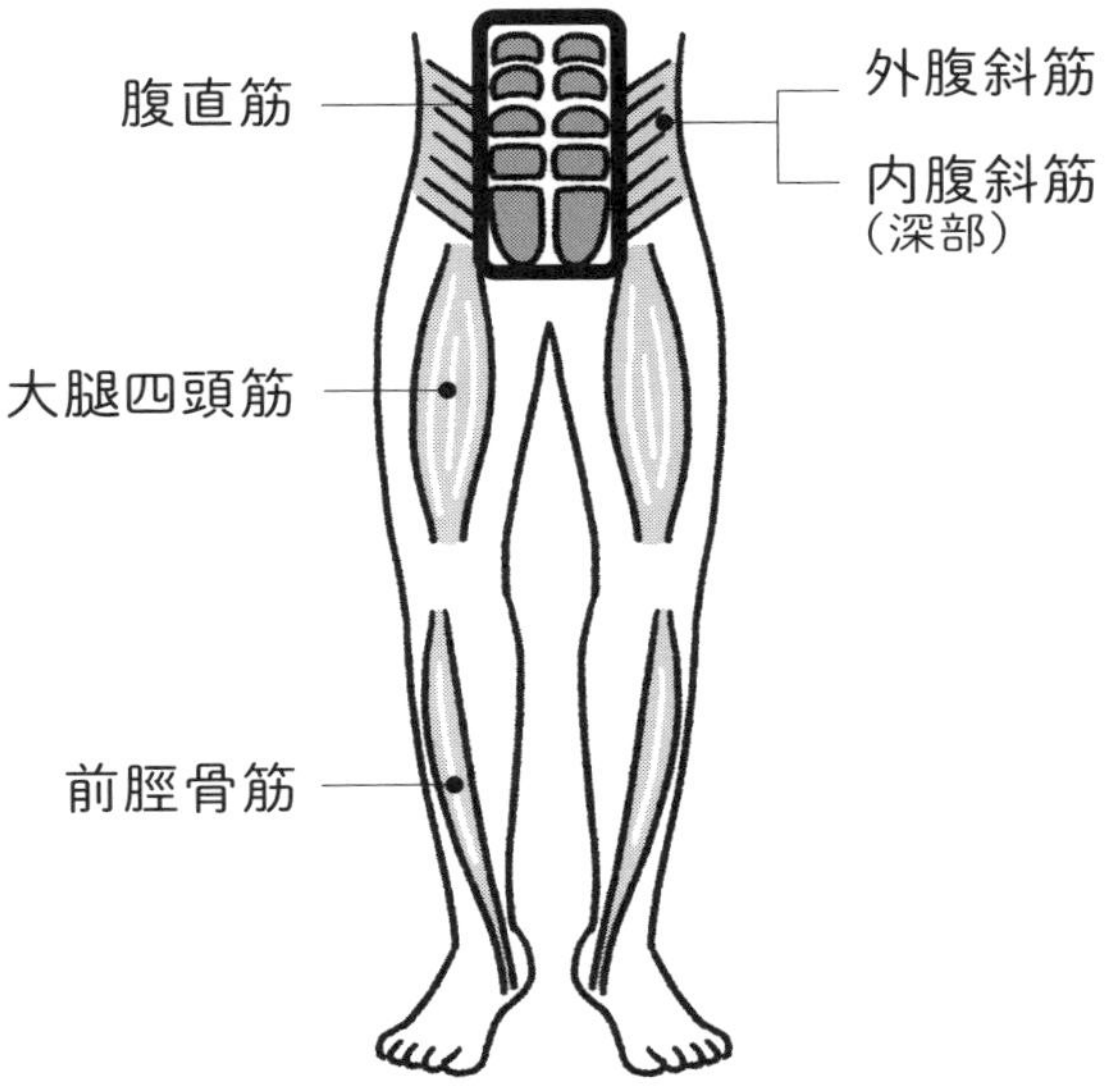

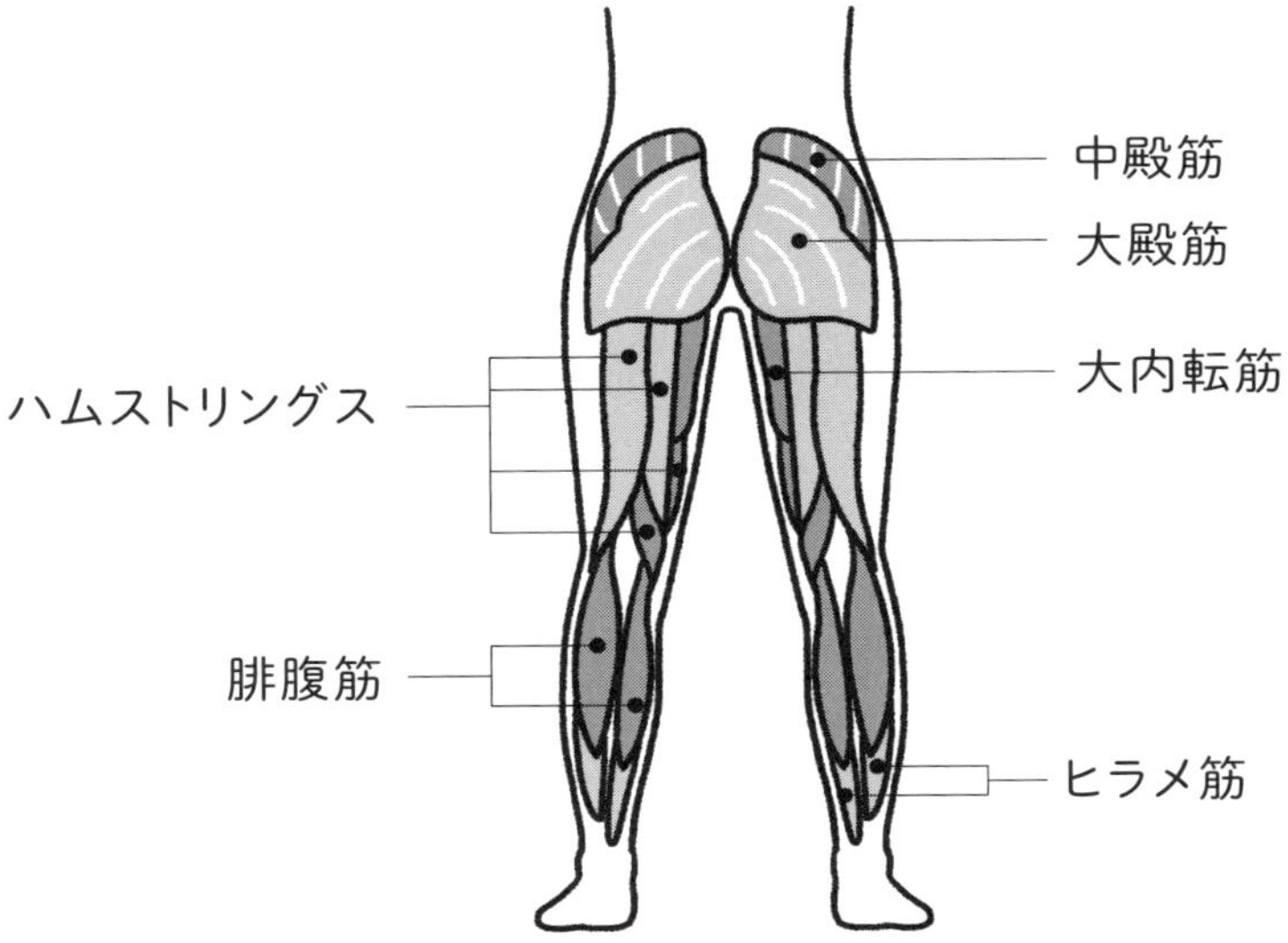

2万人・4万足を診た「足の専門医」の経験から考案

私は東京・世田谷区にある、日本初となる「足の専門病院」で開院時から8年間院長を務めてきました。足の専門病院は、アメリカの「足病医学」を日本で実践するために立ち上げられました。

「足病医学」とは、ひとことで言うと、足の疾患に関する医学ということです。日本ではまだなじみの薄い足病医学ですが、国際的にはすでに確立された医学ジャンルになっています。

例えばアメリカでは、ひざから下に不調を感じたときは「足病医（足の疾患専門の医師）」の診察を受けるのが普通のことです。

捻挫などの外傷だけでなく、外反母趾の手術からインソールのオーダーメイド、歩行の指導まで、足に精通した足病医がすべてを手がけています。

もともと私は形成外科医として働いていましたが、アメリカでの留学を機に「足病医」と出会い、教えを受け、帰国してからは「足の専門医」である足病医として多くの患者さんを診てきたのです。

これまでに、**約2万人・4万足**を診てきました。

「すごい足踏み」は、その経験があったからこそ生まれたものです。

足の疾患を抱えている患者さんたちや、実際に歩くことが困難な方々にも、**歩行と同等の健康効果を手に入れてもらいたい。**

今のところは足の疾患がなくても、運動不足を感じているなら、**足の老化防止や若返りに有効な手段を提供したい。**

超高齢化社会となった今こそ、**誰でも簡単に取り組めて、効率的・効果的な具体策を広めるべき**——。

こうした思いに後押しされ、経験に基づいて検討を重ねて考案したものなのです。

足の筋肉の状態をよくできるのは運動だけ

多くの患者さんたちと接してきた中で、とてもよくある「やり取り」があります。さまざまな疾患や不調をよくするために、「歩くなど、運動をして、筋肉を元気にするようにしていきましょう」と私が言うと、少し不満げな顔をされる方がかなりいらっしゃるのです。

おそらく、そうした反応をされる方のほとんどは、すべてを薬で解決してほしいのでしょう。

しかし、ここではっきり言っておきます。

運動による作用や効果は、薬で補えるものではありません。

筋肉を増やしたり、筋力を向上させたりするには、やはり運動をするしかなく、運動の代わりに薬で補うことはできないのです。

また、念のために言っておくと、サプリメントやプロテインを摂取しても、運動と同等の健康効果を得ることはできません。

筋肉を増やすには、筋肉を一度破壊してから修復・回復させる過程が必要です。プロテインは、その過程で飲むことによって、効率よく修復・回復＝筋肉をつきやすくするというだけなので、**プロテインを飲んだだけで筋肉が増えることは決してありません。**

つまり、運動不足の人がただプロテインを飲んでも、なんの意味もないのです。それどころか、なにも知らずにプロテインを大量に飲めば、**腎臓に余計な負荷をかける**ことになってしまいます。

筋肉を増やしたり、筋力を向上させたりする唯一の手段が運動であるなら、**誰にとってもいちばん身近な「歩くこと」をできるだけ実践するべきです。**

なんらかの事情で歩くことができなかったり、困難だったりするならば、歩く代わりになる運動が必要です。

そんな方に、自信を持っておすすめできる運動が**「すごい足踏み」**なのです。

歩くよりも健康にいい運動として設計されている「すごい足踏み」

ここで、「すごい足踏み」と普通の歩行を比べてみましょう。

42ページでお話ししたとおり、下半身の大きな筋肉を刺激・活性化・トレーニングできる点は共通しています。

ただ、共通こそしているものの、普通の歩行よりも**「すごい足踏み」のほうがすぐれている点**があります。それは、太ももの内側にある大きな筋肉**「大内転筋」**をうまく動かせる点です。

大内転筋は、下半身有数の大きさを誇る筋肉です。太ももの前側にある**「大腿四頭筋」**、お尻の大部分を覆っている**「大殿筋」**に次いで大きい筋肉とされています。

ところが、この大内転筋は**日常生活では使われにくい**傾向があり、**歩くこと**

ではさほど大きな刺激・活性化・トレーニングにつながらない筋肉とされています。こうした特徴を考慮して、「すごい足踏み」の中には、大内転筋にうまく作用する動きを取り入れているのです。

また、前述した大腿四頭筋や大殿筋はもちろんのこと、他にも**下半身の大きな筋肉はほとんどカバー**していて、**ターゲットになる筋肉を最も効率的に刺激・活性化・トレーニングできるように設計しています。**

いわゆる「普通の足踏み」との比較ともなると、**「すごい足踏み」のほうが圧倒的にすぐれた健康法と断言できます。**

普通の足踏みは、左右の足を交互に上下するだけの単純な動きなので、使われる筋肉は限定されます。

一方、「すごい足踏み」を行えば、普通の足踏みでも使われない大内転筋はもちろん、すねの前側にある**「前脛骨筋」**などもうまく刺激・活性化・トレーニングできるので、よりいっそうの健康効果を得られるのです。

「すごい足踏み」をすれば〝毎日の歩数〟が増やせる

この第1章では、歩くことで得られる大きな健康効果とともに、日本人が現実には歩けていない現状や、「すごい足踏み」の秘密などをご説明してきました。ここで、すでにピンときている方もいらっしゃるでしょう。

「すごい足踏み」は、歩くときと同じ筋肉を刺激・活性化・トレーニングできるので、**床に足をつける1動作がおよそ1歩に相当します。**

ですから、「すごい足踏み」を行えば、**普段歩けていない人も、歩くのが困難な人も、歩数を増やすことができるのです。**

第3章にあるステップのやり方の紹介では、「すごい足踏み」を初めて行うときでも無理なくできる時間の目安を併記しています。ただし、それはあくまでも目安であって、慣れてきたら多めに実践してもかまいません。

もちろん、ものごとには限度がありますし、ひざ痛や腰痛がある人は痛みが出ない程度にするなどの加減は必要ですが、歩数を増やす手段として非常に有効なことは間違いありません。

ですから、くり返し行っているうちに、**「普通の歩行での歩数＋『すごい足踏み』での歩数」の合計**が、日本人の平均歩数（30ページを参照）を上回ることは十分可能ですし、中之条研究（29ページを参照）での病気別の予防に有効な歩数に近づくこともできるわけです。

また、「すごい足踏み」の各種ステップを行うと、たくさんの体の部位を一連の流れの中で使うことになります。リズムに合わせてステップを踏んだり、手と足で違う動きをしたりすることが脳を働かせる刺激になるので、実は**認知症予防にもとても効果のある動きなのです。**

しかも、**必要なものはご家庭にあるイスだけ**。ぜひ、今日から早速実践していただきたいと思います。

COLUMN 1

なぜ、中高年以降になると姿勢の悪い歩行になってしまうのか？

中高年以降の方は、歩くときの姿勢が崩れているケースが少なくありません。非常によく見られるのは、ひざが曲がったままの歩行姿勢です。

これは、「加齢が原因でひざが曲がった」と思われがちですが、実は「腰が曲がった」前傾姿勢が原因なのです。前傾姿勢を正すために上半身を起こすと、体のメカニズムとしてひざが曲がるからです。ですから、特に高齢の方の場合では、「腰が曲がっている」または「ひざが曲がっている」というパターンで姿勢が崩れていくことが多いのです。

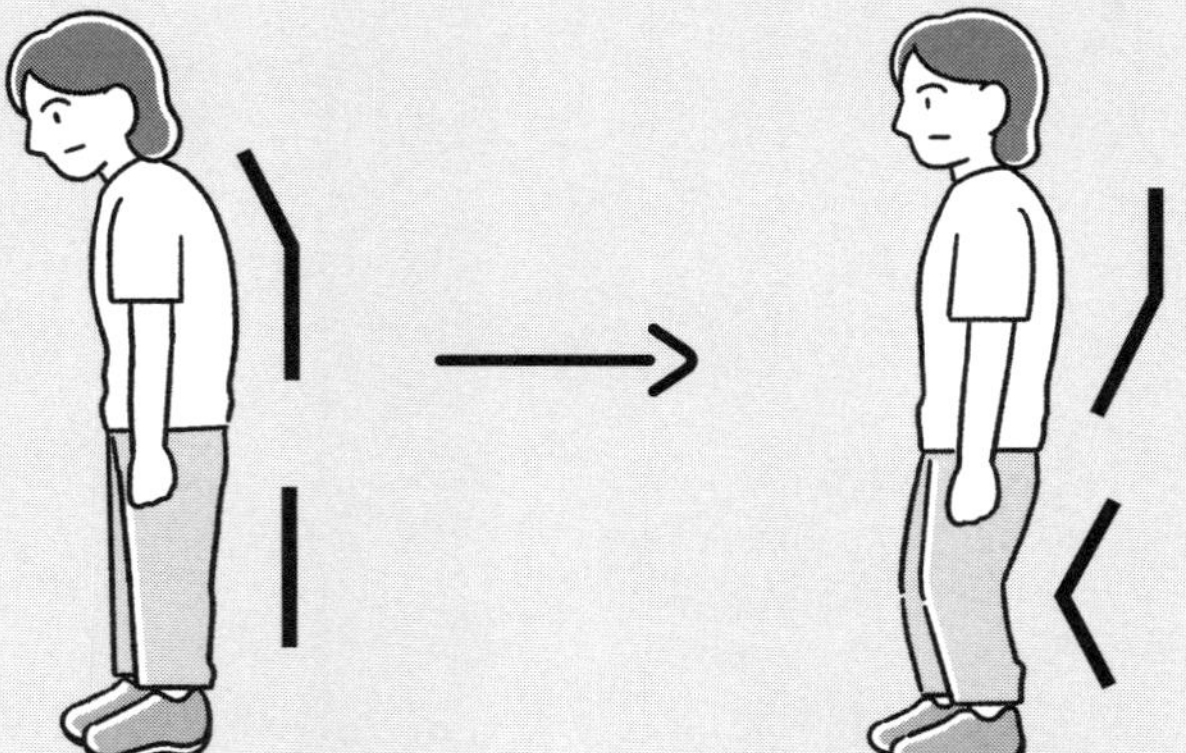

腰が曲がる

これまでの生活習慣や、背骨・腰周りの組織の変化によって、腰が前方に向かって曲がっていきます

ひざが曲がる

腰自体が曲がったままで、上半身を起こそうとすると、体はひざを曲げてバランスを取ります

第 2 章

座ったままで、
目指せ1万歩！
すごい足踏み

まずは3つの「準備運動」から始めよう

第1章でお話ししたとおり、「すごい足踏み」は誰でも簡単に行えて、幅広い健康効果を効率的に得られる運動です。

ただし、**「普段はまったく歩かない」「運動する習慣なんてまったくない」**という**運動不足の人**や、**腰痛・ひざ痛**などを抱えていて**「普通に歩くことさえしんどい」**という人は、いきなり行うと痛みを感じる場合もありえます。

そこでまずは、3つの「準備運動」から始めましょう。

運動とはいっても、つらいものではありません。かかる時間も、3つすべてを行っても**5分程度**で済ませられます。

これほど手軽なものでありながら、「すごい足踏み」を実践するときに、**ケガなどのトラブルを防ぎ**、健康効果をフルに得られる**コンディション作り&意識づけ**ができるものになっています。

具体的なやり方は次のページからご紹介しますので、ぜひ「すごい足踏み」の前に取り組んでいただきたいと思います。

一方、腰痛やひざ痛などがなく、日常的に歩くなどの運動習慣がある人も、もちろんいらっしゃるでしょう。その場合は、5つの「すごい足踏み」をお伝えする70ページまで読み飛ばしてもかまいません。

もしも、「すごい足踏み」を実践して、**痛みが出たり、やりづらさを感じたりしたら、いったん足踏みを中止してお休みしましょう。**

そうした場合は、足首や筋肉が硬くなっているなど、「『すごい足踏み』を行うのに適した体の状態」になっていない可能性があります。

痛みが出るなど、体の状態が「すごい足踏み」を行うのに適していないと感じられた方は、次からは、準備運動をしてから「すごい足踏み」を始めてみてください。

足腰のコンディションの違いを、実感していただけるはずです。

準備運動

1

壁ドン ふくらはぎ伸ばし

普段ケアをしていないアキレス腱や
ふくらはぎの筋肉などは、硬くなって
いる可能性大。柔軟性を取り戻すことで、
「すごい足踏み」をより大きな動きで
できるようになります。

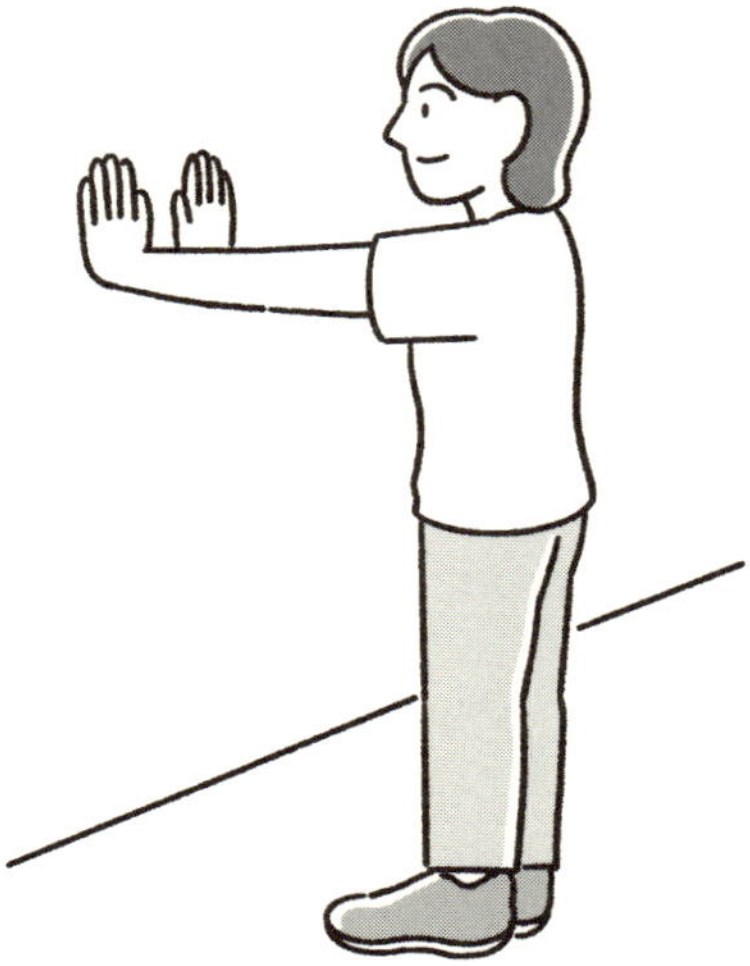

1

壁に向かって立ち、両腕のひじがちょうど伸びた状態で両手のひらを壁につけます。壁の代わりに、イスの背もたれなどを利用してもOK。

↓

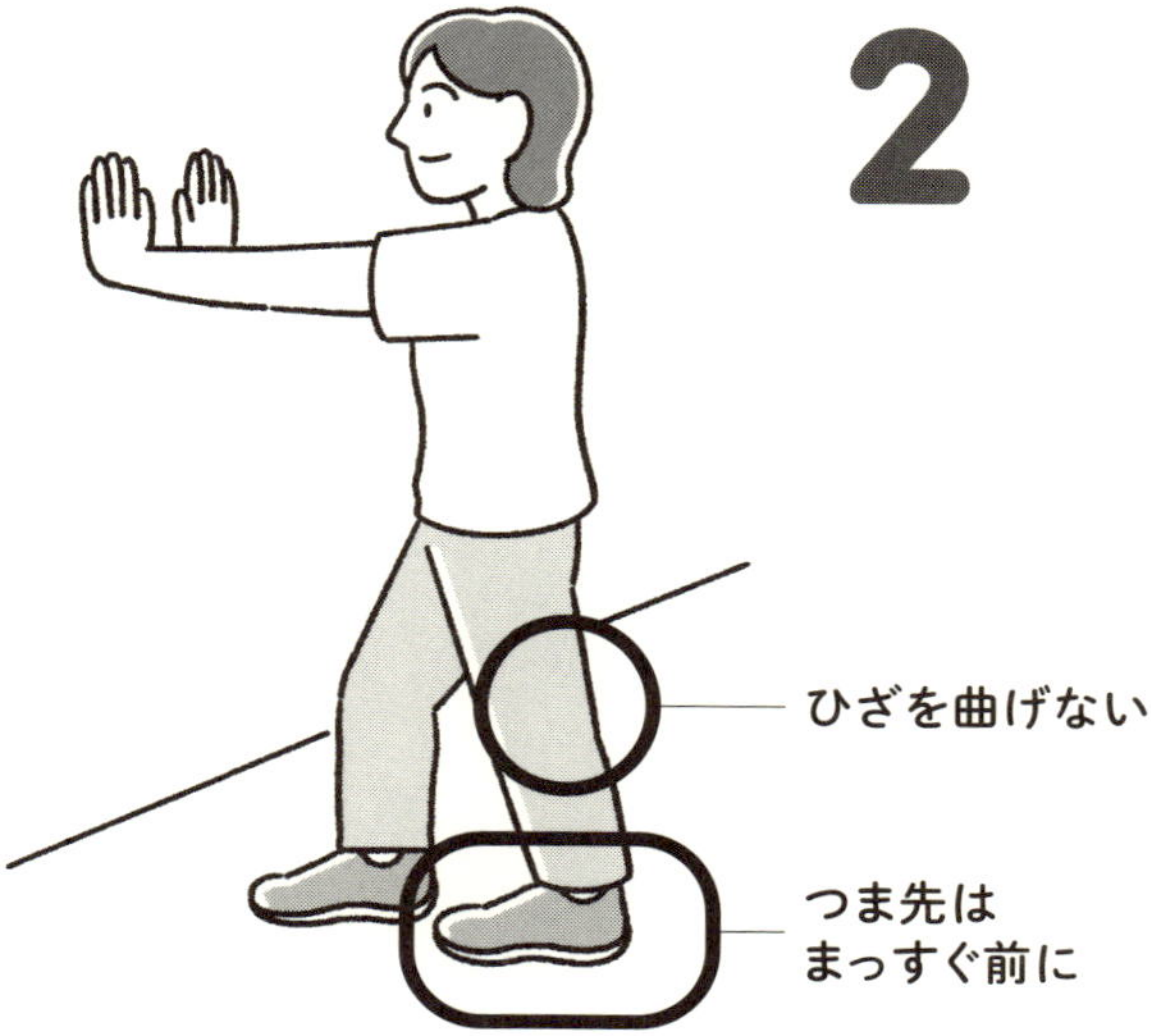

2

左足を後ろへ一歩下げます。つま先をまっすぐ前に向け、ひざを曲げず、かかとを浮かさないのがポイント。

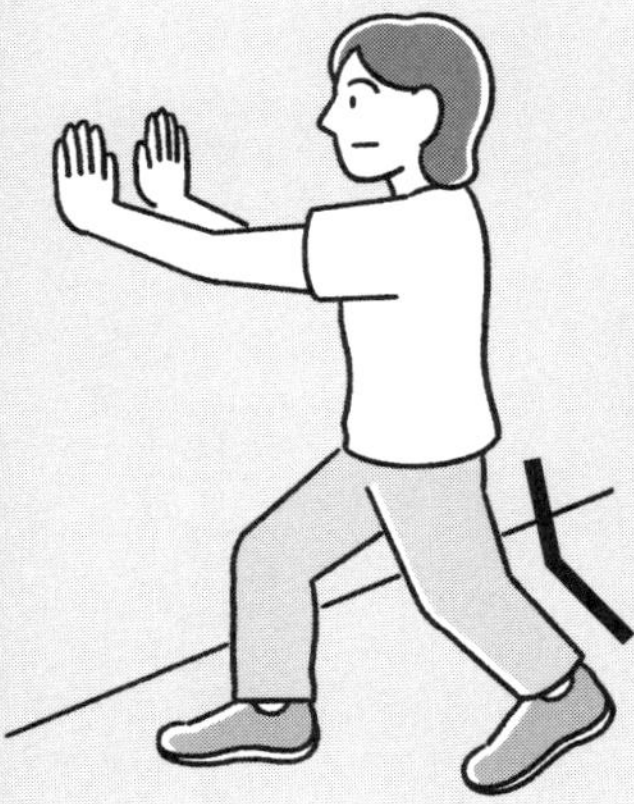

NGポイント

ひざが曲がったり、かかとが浮いたり、つま先が外を向いたりすると、アキレス腱やふくらはぎの筋肉は十分に伸びません。

3

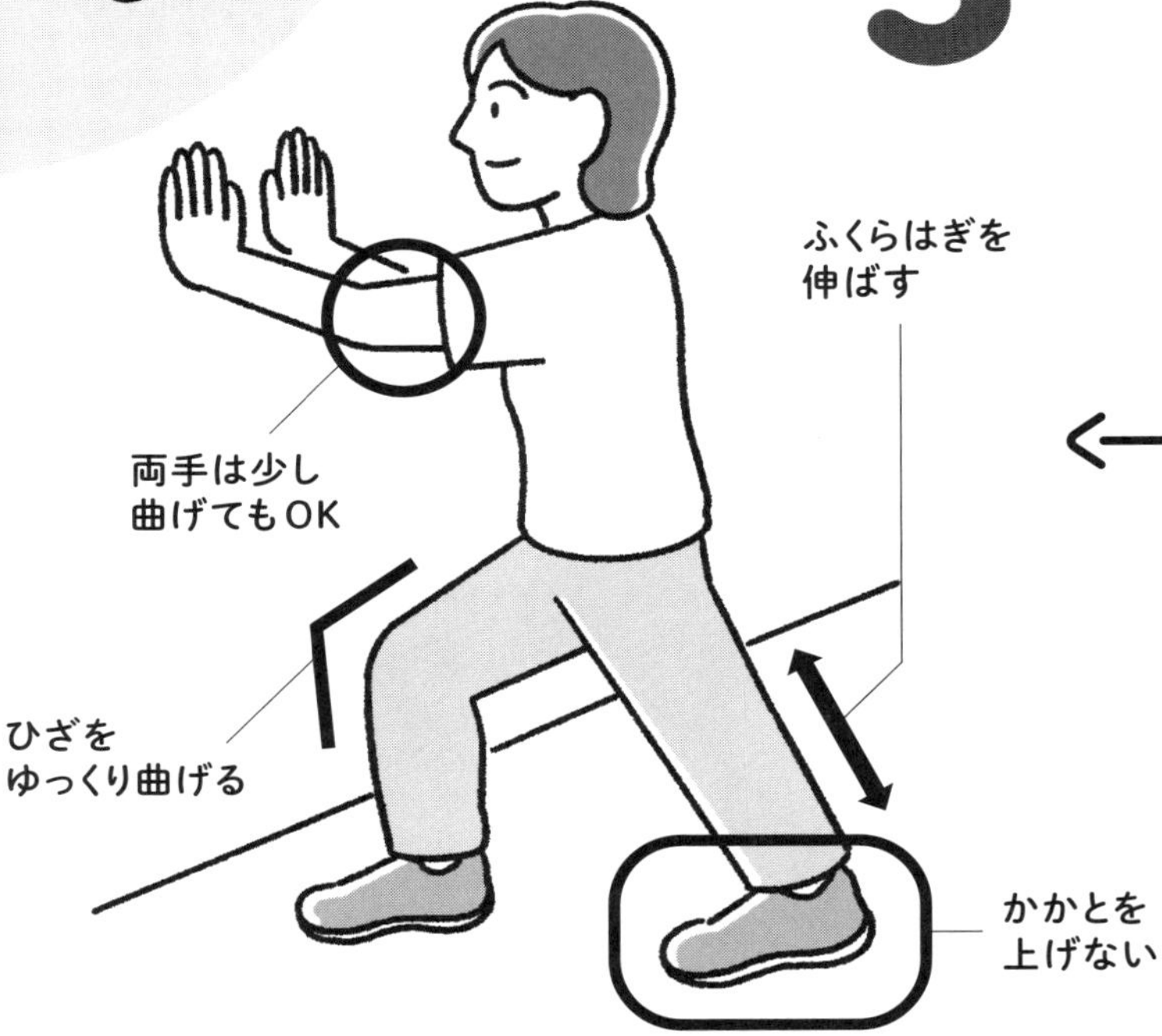
ふくらはぎを
伸ばす
両手は少し
曲げてもOK
ひざを
ゆっくり曲げる
かかとを
上げない

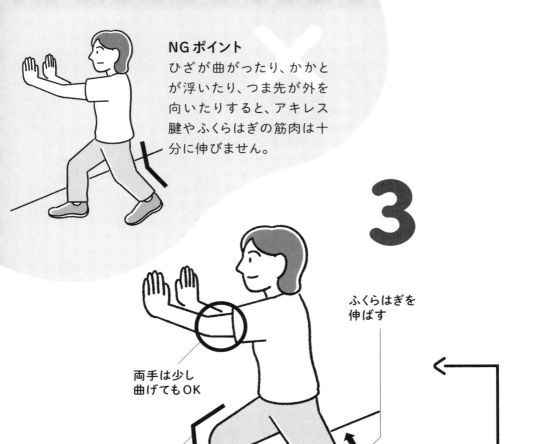

少しずつ壁に体重をかけ、左右のつま先をまっすぐ前に向けたまま、右足のひざをゆっくり曲げます。上のイラストの状態をキープした後、左右の足を入れ替えて**1**〜**3**を同様に行います。

［左足20秒＋右足20秒］
×3セット

準備運動

2

足首ぐるぐる運動

足首を大きく回してやわらかくすることで、足首の関節（足関節）の動く範囲（可動域）を広げます。すると、「すごい足踏み」をいっそう大きな動きでできるようになります。

1

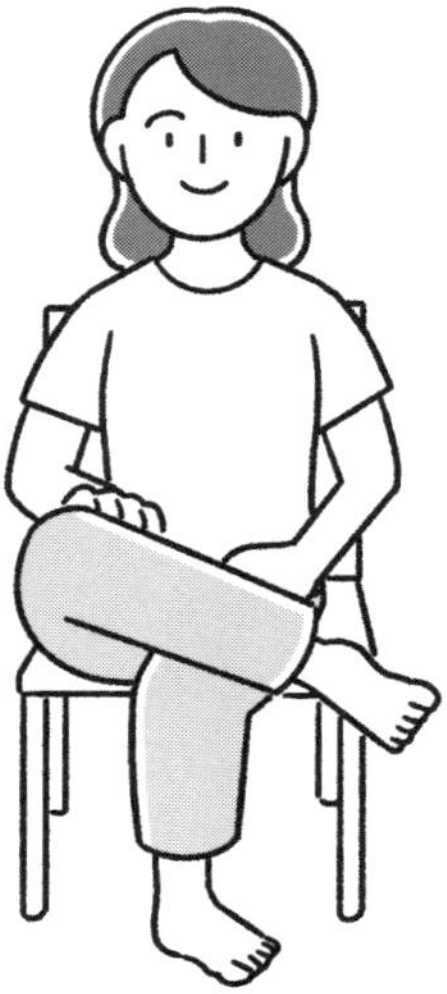

イスに浅めに腰かけて、右足を上にした状態で足を組みます。

↓

2

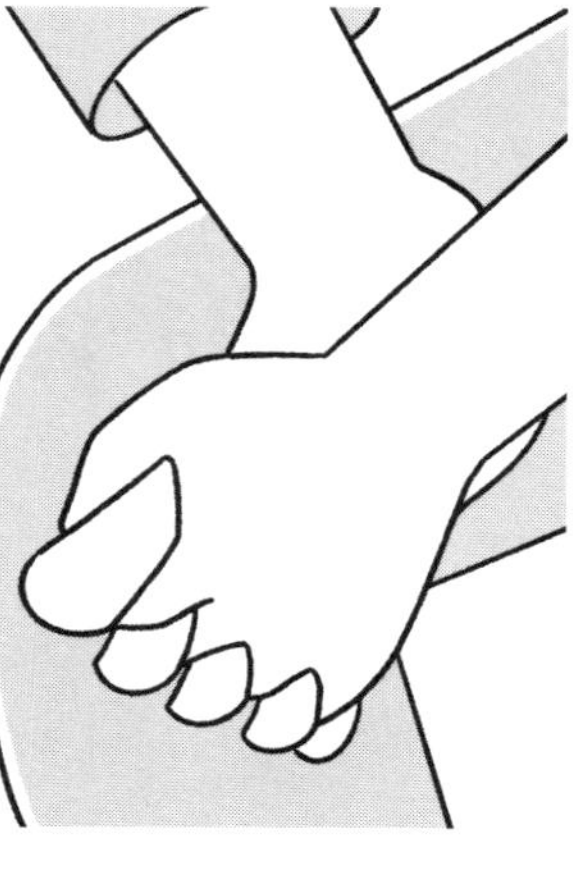

右足の指の間に、左手の指を差し入れて、握手をするように握ります。

※もし、足の指先が硬くて痛みがあれば、足の先端を包み込むように握ってもOK

3

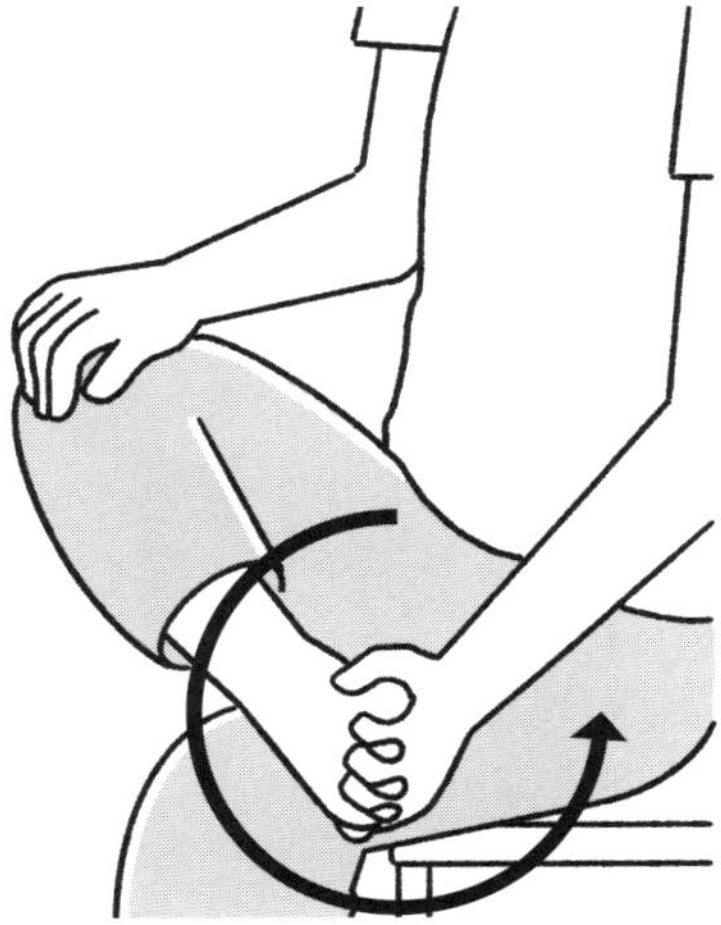

内側にぐるぐると円を描くように、足首を回します。

↓

4

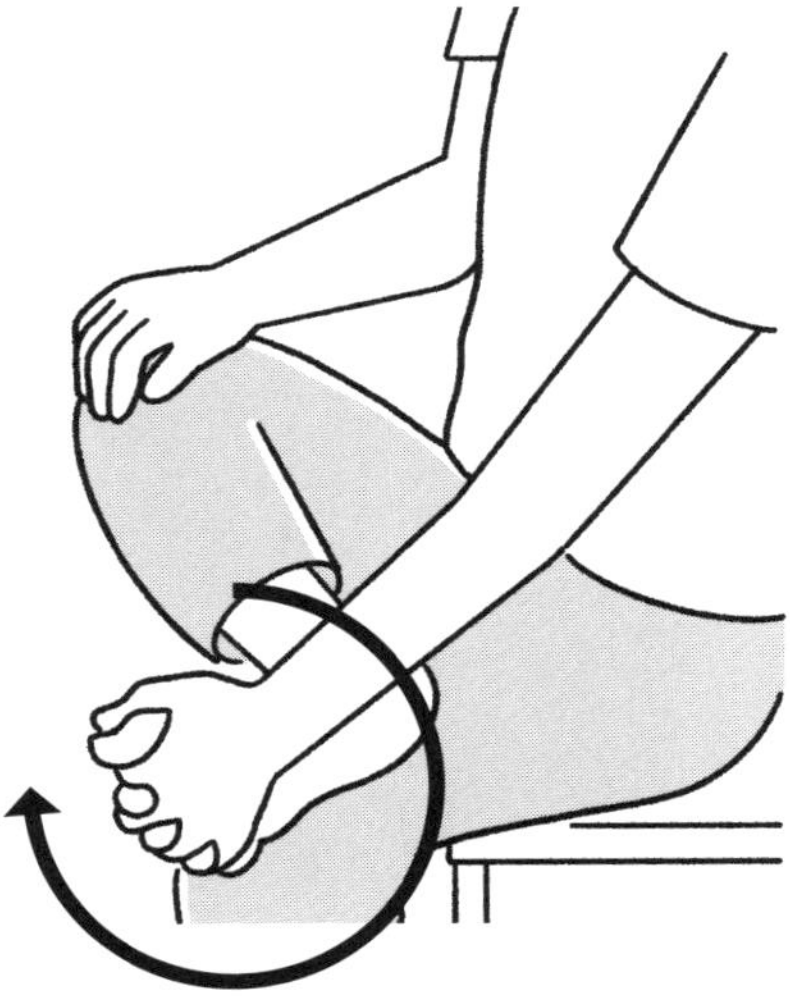

外側にぐるぐると円を描くように、足首を回します。その後、左足と右手で、**1〜4**と同様の動きを行います。

［右足で内回り・外回りを各10回転］
［左足で内回り・外回りを各10回転］

準備運動

3

骨盤起こし倒し

「すごい足踏み」の健康効果を十分に得るには、「骨盤を起こした状態で行うことが重要。

その状態をうまく作るための意識を自然と高められる運動です。

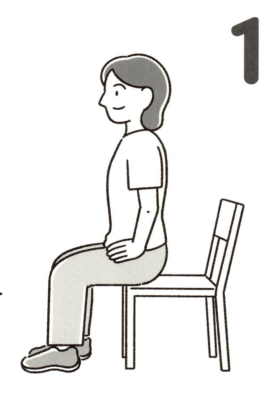

1

イスに浅めに腰かけて背筋を伸ばし、左右の手を、腰の左右上部にある出っ張りに添えます。右手のひらは腰上部の右側を包み込むように、左手のひらは腰上部の左側を包み込むようにするのがポイント。腰上部を包み込む手は、人差し指〜小指が腰の前側、親指が腰の後ろ側にくるようにします。

NGポイント

前かがみになる、あるいはふんぞり返る動きでは、骨盤をうまく動かせず、大切な「骨盤を起こす（前傾させる／63ページの図を参照）意識づけ」ができません。

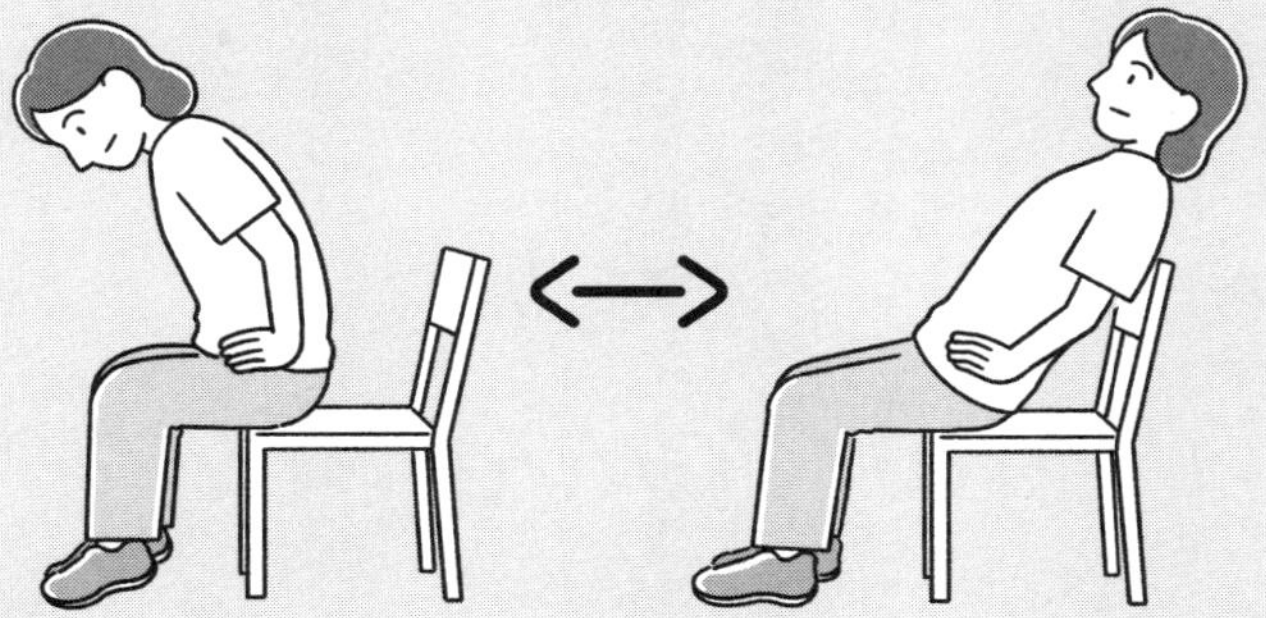

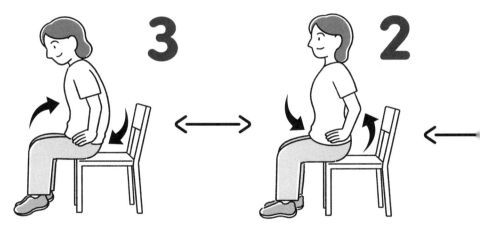

2

腰に当てた手の親指に少し力を入れ、腰を前に押し出すようにしながら骨盤を起こし、前傾させます。

3

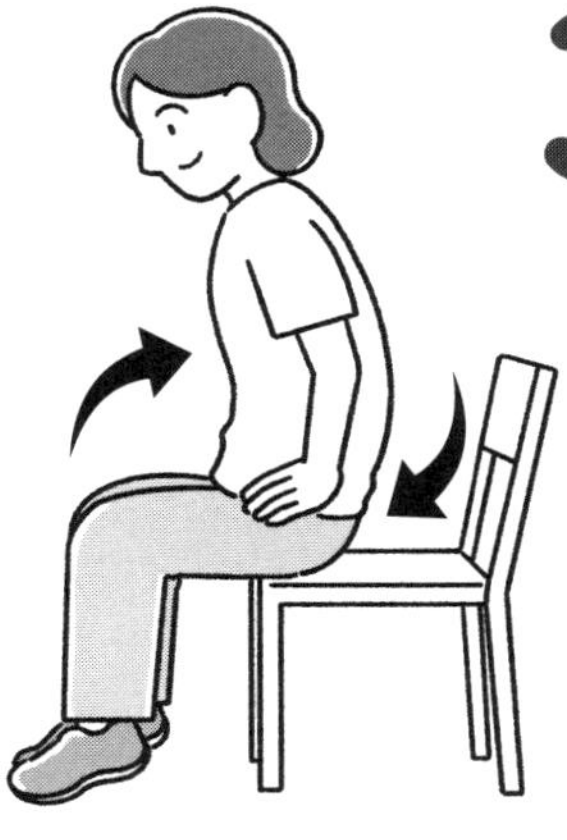

腰に当てた手の人差し指～小指に少し力を入れ、腰を後ろに引くようにしながら骨盤を倒し、後傾させます。その後、**2**と**3**をくり返します。

［前傾＋後傾］
×10セット

健康効果を最大に得るための「実践のポイント」

非常に多くの健康効果が備わった「すごい足踏み」を行ううえで、いくつかのポイントを意識すると、多彩な効果を誰でも手にすることができます。

最も大切なのは、「できるだけ大きな動き」で行うことです。

- **ひざ・かかと・つま先などを上げるときは、「できるだけ高く上げる」**
- **足を前方へ伸ばすときは、「できるだけ遠くまで伸ばす」**
- **両足を開くときは、「できるだけ幅広く開く」**

1分、2分と続けていると、だんだんと動きが小さくなりがちです。軽く息が上がってからも、なるべく大きな動きで行うように意識しましょう。

また、体を自力でしっかり支えつつ行うための**「基本姿勢」**も重要です。こちらについては63~65ページで詳しくご説明しますので、参考にしてください。

「すごい足踏み」を行うときの
基本姿勢

実践する際の2大ポイントは、「できるだけ大きな動きで行うこと」と「最適な基本姿勢で行うこと」。基本姿勢をキープしてこそ、いっそう大きな動きで足踏みができ、健康効果を十二分に得ることができます。

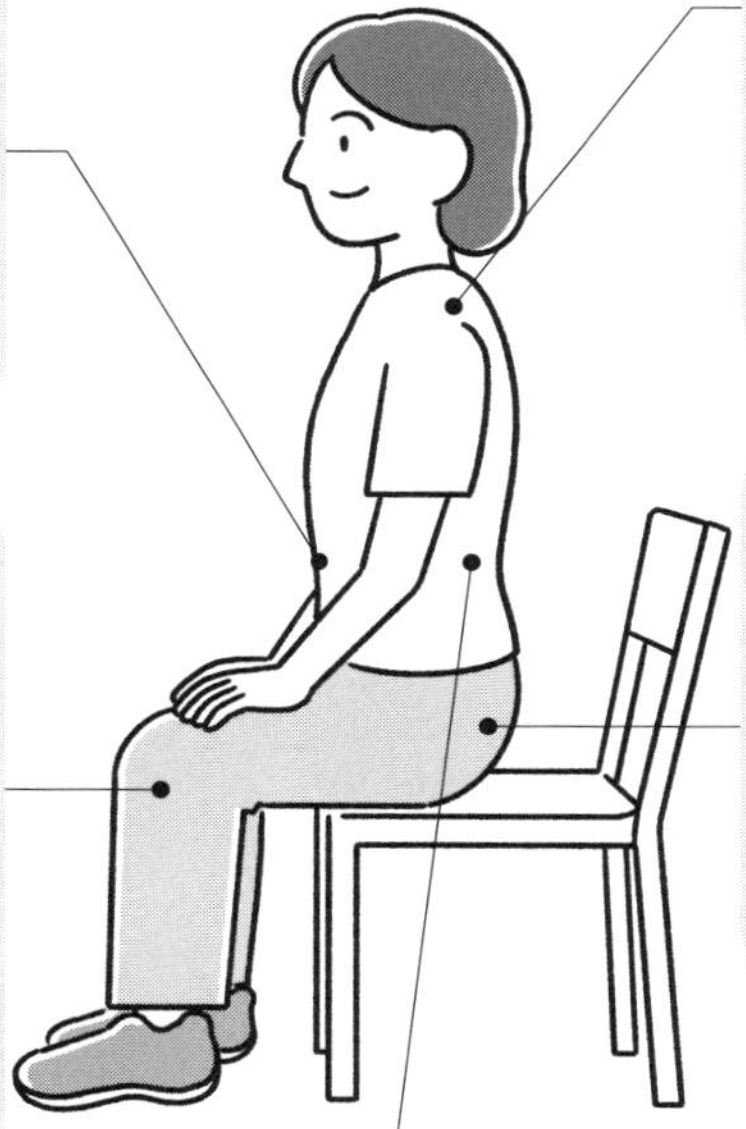

1 上半身はリラックス

首・肩・腕などには力を入れず、リラックスしましょう。腕を振るときも、リズムを取る程度で十分です。

2 イスに浅めに腰かける

「お尻～太もも裏の半分程度」をイスの座面に乗せ、浅めに腰かけましょう。イスは、座面が硬いものがおすすめです。

※床につかえると危ないので、滑りにくくない靴や靴下を履いて行いましょう

3 背筋を伸ばす

腰の骨盤をきちんと起こし、前傾させた状態(右を参照)をできるだけキープしましょう。そのためには、背中はまっすぐにしましょう。

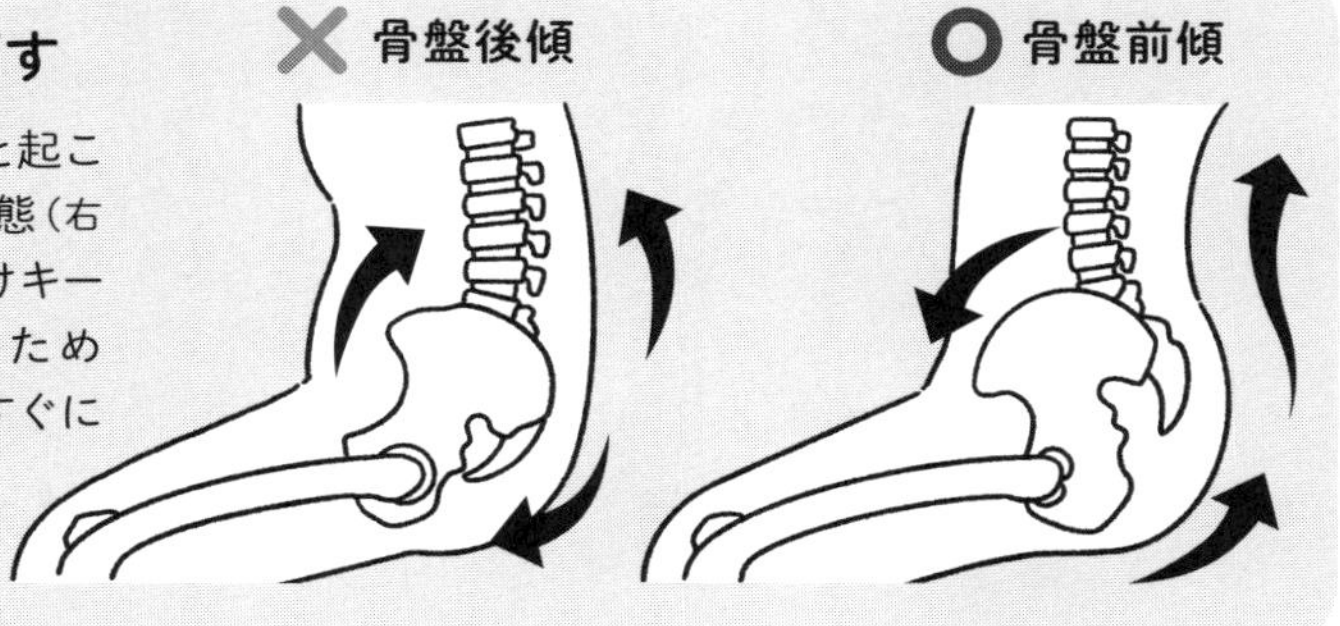

4 腹筋に力を入れる

3で骨盤を前傾させて腹筋に力を入れると、背筋が伸びた姿勢を維持できるので、体がブレず、安定して「すごい足踏み」を行えます。

5 ひざ・股関節の角度が約90度になるイスを使う

座面が高すぎると、足裏が床から浮き、逆に低すぎると、ひざが大きく曲がったり開いたりします。これでは「すごい足踏み」を行えません。

こうなると効果が薄れる！

1 背もたれに寄りかかっている

イスの背もたれに寄りかかると、腰の骨盤はどうしても倒れた状態（＝後傾した状態）になり、腹筋に力を入れることもできません。そのため、「すごい足踏み」をきちんと行えず、健康効果がかなり下がってしまいます。

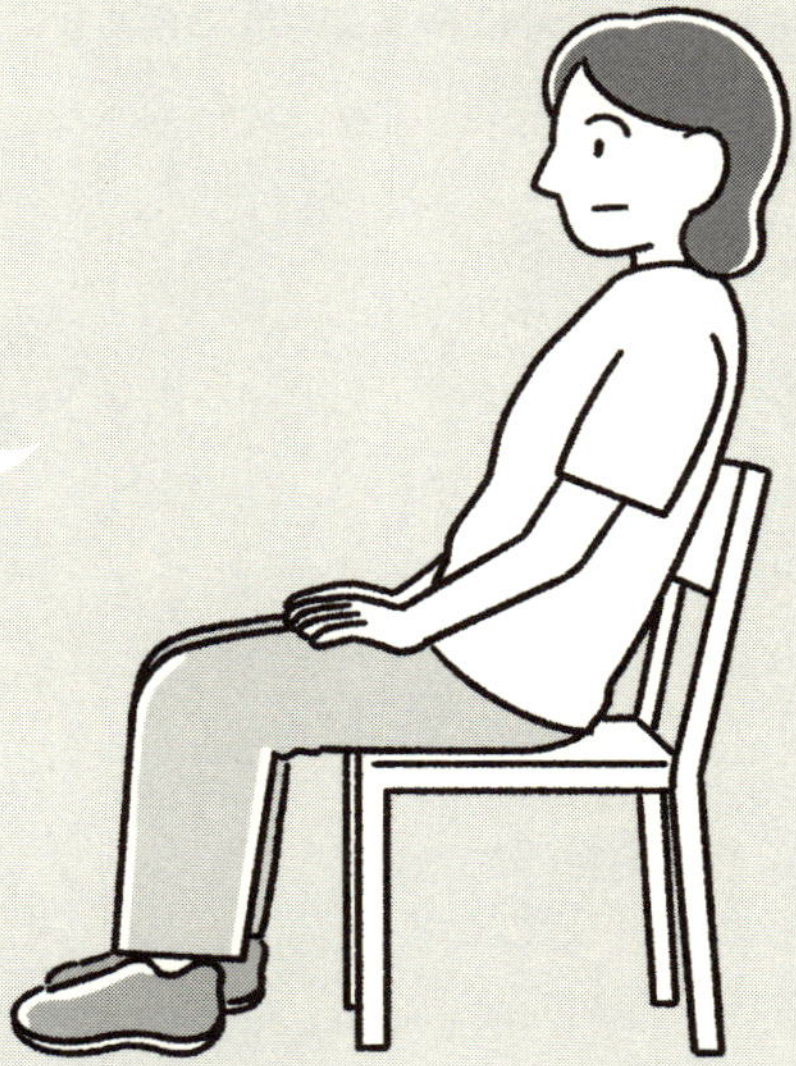

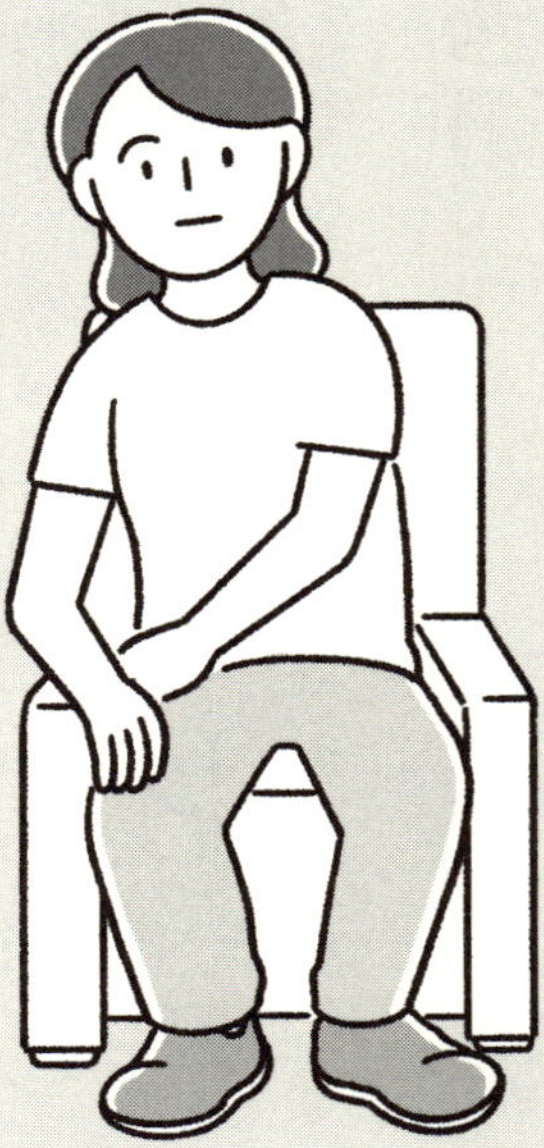

2 片側に偏っている

上半身の姿勢が崩れ、左右どちらかに偏った姿勢で「すごい足踏み」をした場合も、健康効果は大幅に下がってしまいます。ひじ掛けがあるタイプのイスを使うと、左右どちらかのひじ掛けについつい体重をかけがちなので、使わないほうがいいかもしれません。

3 前かがみになっている

上半身が前かがみ（前のめり）になるのもNGです。前かがみになると、背筋を伸ばした状態のときと比べて、足を動かせる範囲が狭まります。本来得られるはずの健康効果を、手に入れられなくなってしまいます。

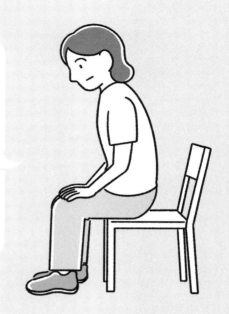

4 足がまっすぐ前を向いていない

ひざやつま先は、できるだけまっすぐ前を向いた状態が基本です。ガニ股や内股の状態で「すごい足踏み」を行っても、ターゲットにしている各筋肉に、適切かつ十分な刺激が届きません。

✕ 内股

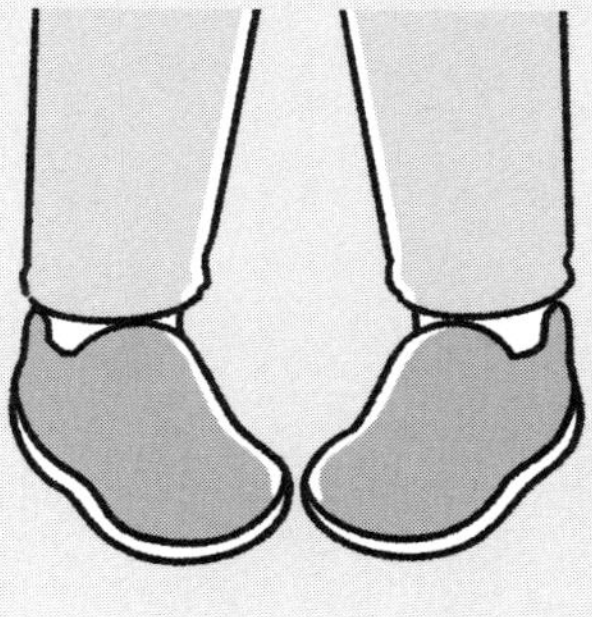

✕ ガニ股

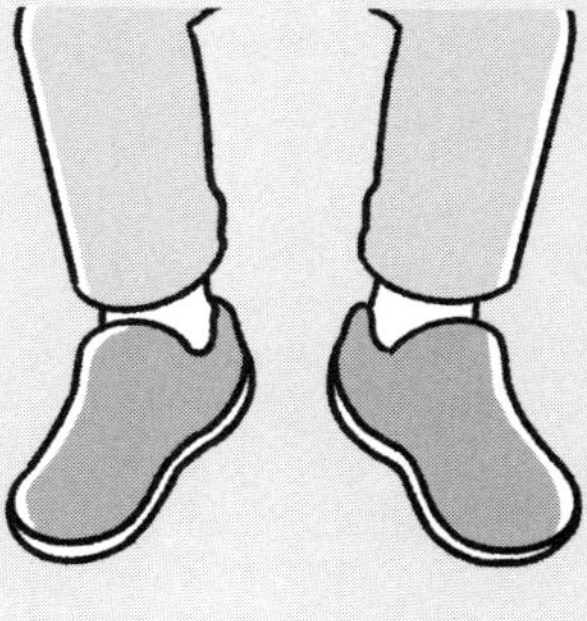

基本の「すごい足踏み」5種類＆各動作に備わった「健康効果」

これから、皆さんに行っていただく足踏みは、いわゆる「普通の足踏み」ではありません。その中身は、イスに座りながら足をさまざまに動かす5種類の「すごい足踏み」と、その足踏みを組み合わせた「ステップ」です。

楽しく、毎日続けていただくために、ステップには以下を用意しています。

●入門編／2種類

●通常編／3種類

まずは、入門編の2種類（P82～95）から始めていただき、慣れたら通常編（P96～119）に移行するのをおすすめします。

その前に、まずは**ステップを構成している、基本の「すごい足踏み」**を紹介します。つまり、基本の「すごい足踏み」が5種類あり、その基本動作を続けて行うことで、ステップをすることになります。

基本の「すごい足踏み」には、以下の5種類があります。

- **タン**
- **ドン**
- **トン**
- **パタン**
- **パカ**

この第2章では、これらの**〝ステップのもと〟**になる、5種類の「すごい足踏み」が、どんな動作なのかという概略と健康効果を詳しくご説明します。

いずれも、**難しい動きはいっさいありません。**

まずここで基本の「すごい足踏み」を理解すれば、ステップをスムーズにできることでしょう。ステップの詳しい中身は第3章でご紹介するので、日々の運動の際には第3章をご活用ください。

なお、各「すごい足踏み」に備わった健康効果は、以降のページでやり方とともにお伝えしていますが、すべてに共通して期待できる健康効果もあります。

例えば、「すごい足踏み」では、おなかにある「腸腰筋」という筋肉をよく使います。この腸腰筋は、脚を持ち上げるときに主に働く筋肉です。

ですから、脚が上がりやすくなるなど、**日常生活中での歩きがしっかりして、「転倒予防」に有効なのです。**また、おなかにある筋肉を刺激・活性化するのですから、**「おなかやせ」**にも有効です。

さらに、63ページの基本姿勢をキープして両腕をよく振るので、**「心肺機能向上」「姿勢（猫背）改善」「二の腕やせ」**など、上半身への健康効果も兼備しています。

そのうえ、連続ステップをすれば、「すごい足踏み」を組み合わせるので**「全身の血流アップ」**が促され、ステップをきちんと踏むために頭も使うので**「認知症予防」**にもなるのです。

「すごい足踏み」を行うと、こんなにすごい健康効果が！

- 転倒予防
- 心肺機能向上
- おなかやせ
- 姿勢改善（猫背）
- 二の腕やせ
- 認知症予防
- 全身の血流アップ
- むくみ改善
- 骨粗しょう症対策
- 膝痛改善
- 尿漏れ対策

すごい足踏み 1

ひざ痛・足のむくみの改善＆予防に「タン」

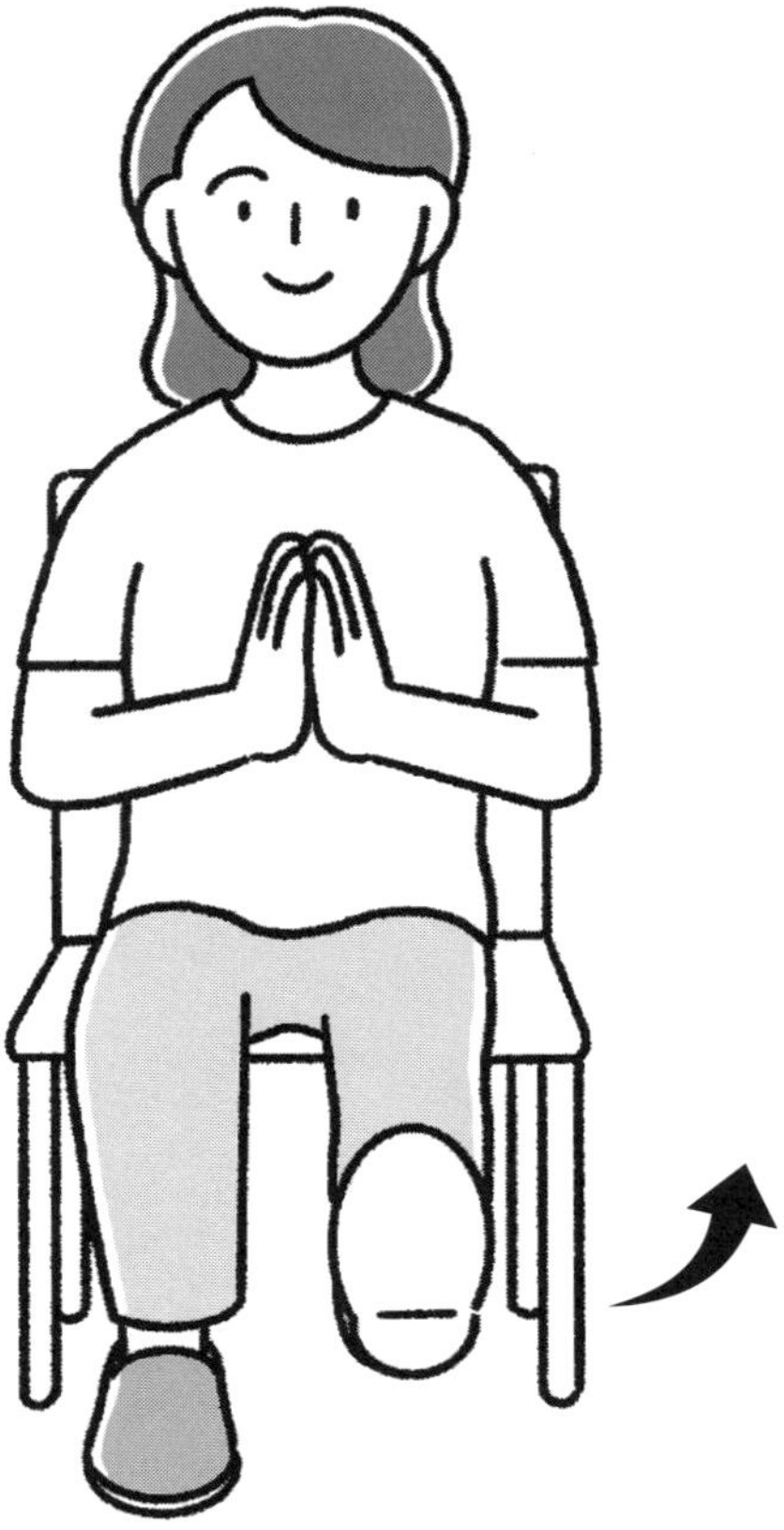

「タン」の動きとは

足を持ち上げ、足裏が床から浮いた状態のまま、ひざ下を前後に振ります。この前後に振るときに、足裏の指の付け根部分で床を「タン！」と打つ動作です。

「かかとを床につけない」「足を前に振り出すときはひざをしっかり伸ばす」ことを意識しましょう。

「タン」の動きが作用する筋肉&健康効果

- 足を前に振るときにひざをしっかり伸ばす ⟶ **ひざ痛の改善&予防**
- ふくらはぎの下腿三頭筋を積極的に使う ⟶ **むくみの改善&予防**
- 足を持ち上げる働きのある腸腰筋を活性化 ⟶ **転倒予防**
- 腹部にある腸腰筋・腹直筋を刺激 ⟶ **おなかやせ**

下半身の筋肉
（前から見た図）

下半身の筋肉
（後ろから見た図）

おなか周りの筋肉
（前から見た図）

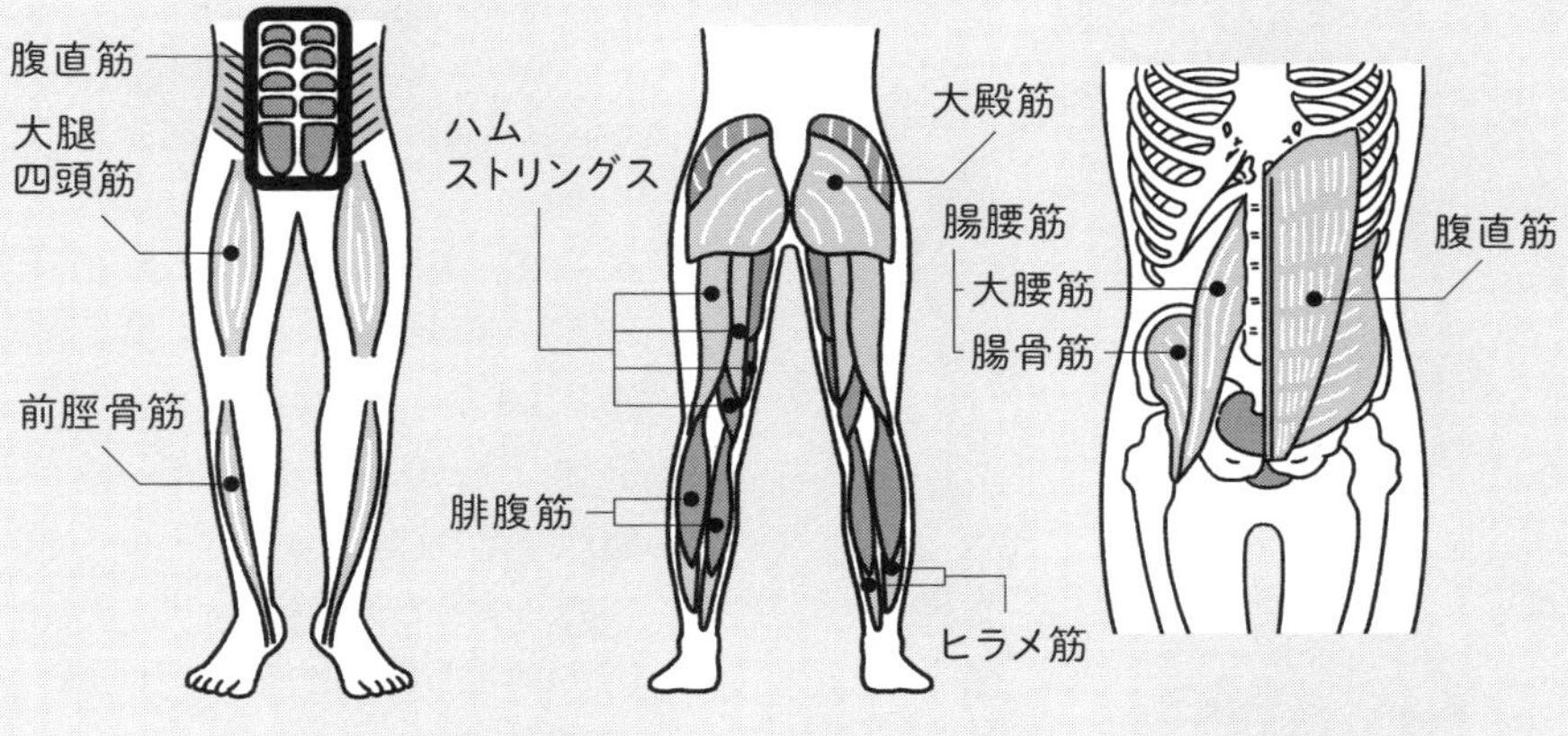

- 足を持ち上げるとき ⟶ **腸腰筋** **腹直筋**
- 足を前に振るとき ⟶ **大腿四頭筋** **下腿三頭筋（ヒラメ筋）** **前脛骨筋**
- 足を後ろに振るとき ⟶ **ハムストリングス** **下腿三頭筋（ヒラメ筋／腓腹筋）**
- 振らずに支えている逆の足 ⟶ **大殿筋** **ハムストリングス** **下腿三頭筋（ヒラメ筋）**

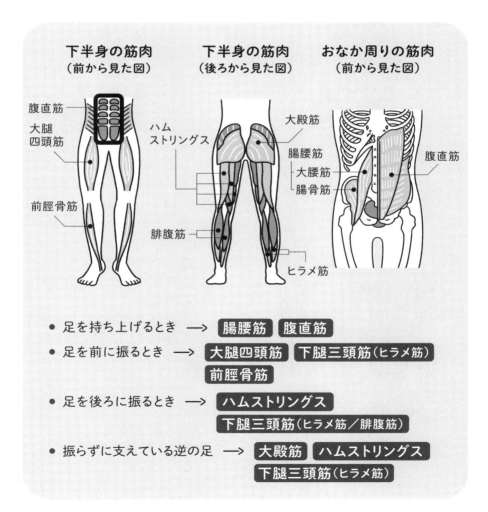

すごい足踏み 2

足の振り出し強化・転倒予防に「ドン」

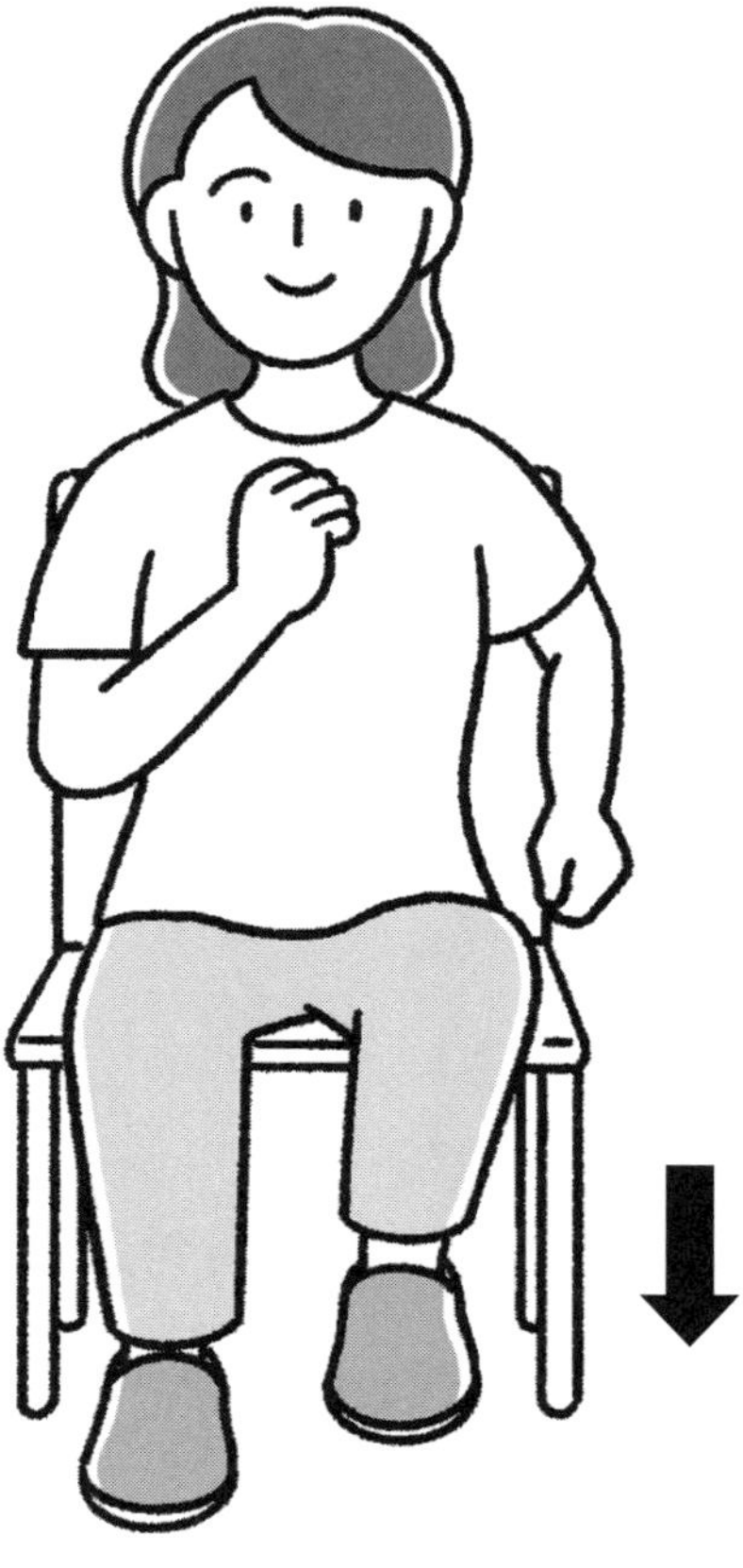

「ドン」の動きとは

足を高く持ち上げ、足裏が床から浮いた状態から、足裏全体を床に「ドン！」とつきます。

ひざ下をできるだけ床と垂直の角度で降ろし、床をしっかり踏みしめるような感覚で行いましょう。

いわゆる“普通の歩行”に最も近い動作です。

上半身は足の動きに合わせて、歩くときのように両腕を前後に振りましょう。

「ドン」の動きが作用する筋肉&健康効果

- 足を高く上げることをくり返す ⟶ **歩行時の足の振り出しの強化**
- 足を持ち上げる働きのある腸腰筋を活性化 ⟶ **転倒予防**
- 腹部にある腸腰筋・腹直筋を刺激 ⟶ **おなかやせ**

下半身の筋肉（前から見た図）　**下半身の筋肉（後ろから見た図）**　**おなか周りの筋肉（前から見た図）**

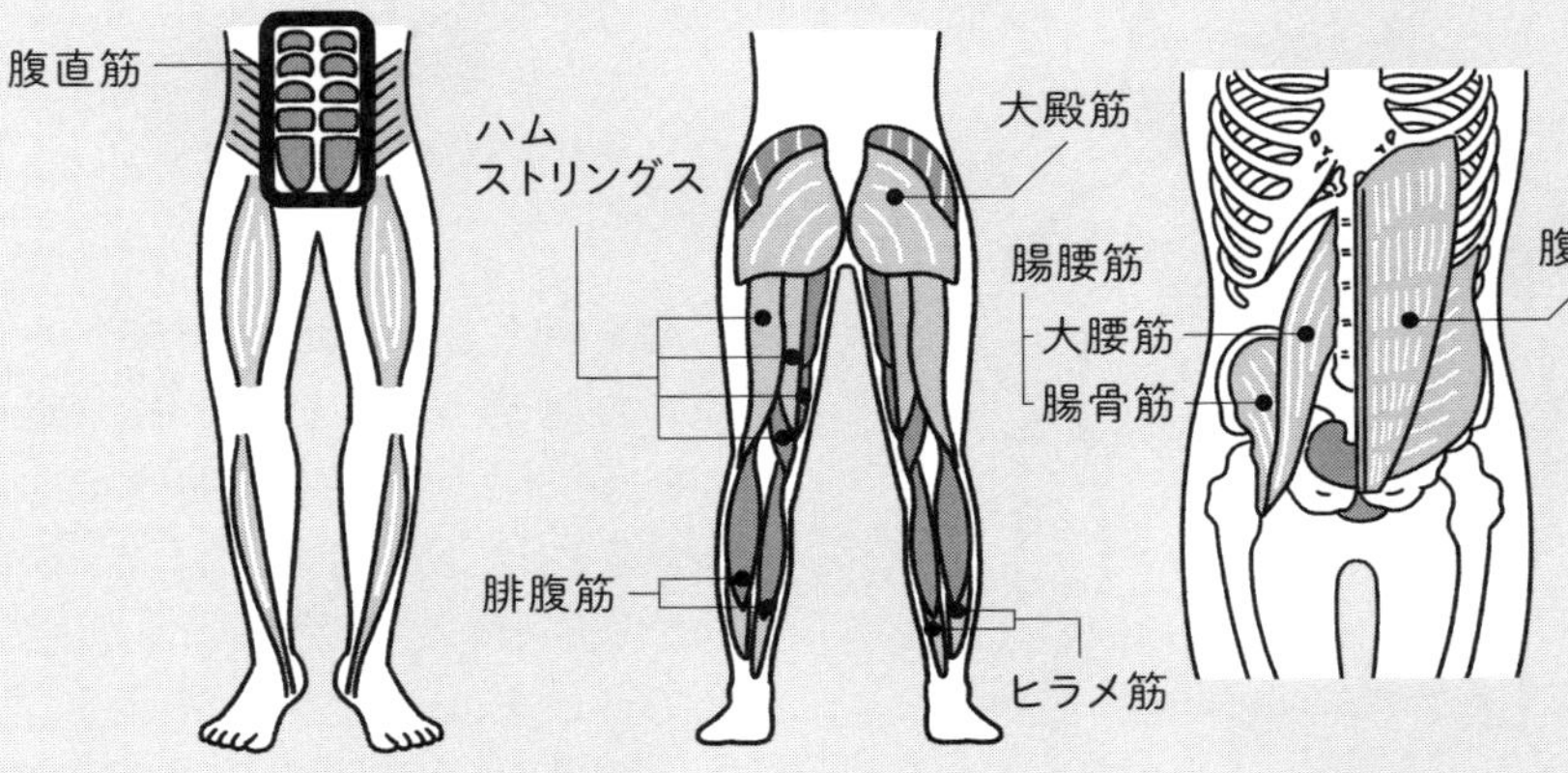

- 足を持ち上げるとき ⟶ **腸腰筋** **腹直筋**
- 足を降ろすとき ⟶ **大殿筋** **ハムストリングス** **ヒラメ筋**
- 動かさずに支えている逆の足 ⟶ **大殿筋** **ハムストリングス** **下腿三頭筋（ヒラメ筋）**
- 両足で降ろすとき（112ページ） ⟶ **腸腰筋** **腹直筋** **大殿筋** **ハムストリングス** **下腿三頭筋（ヒラメ筋／腓腹筋）**

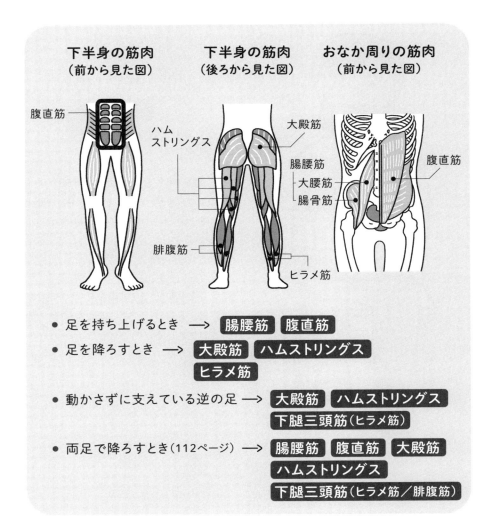

すごい足踏み 3

骨粗しょう症・つまずきの予防に「トン」

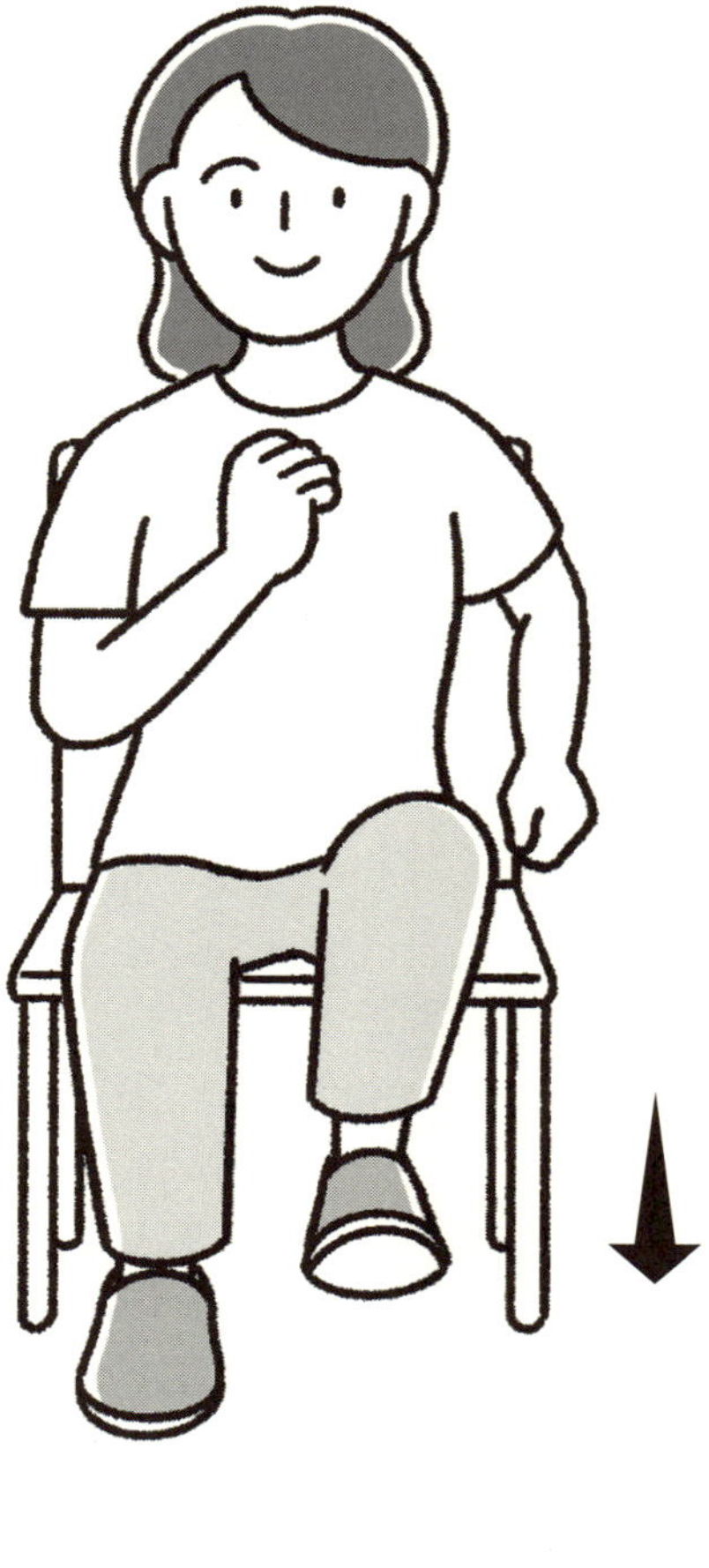

「トン」の動きとは

足を持ち上げ、足裏が床から浮いた状態から、かかと部分だけを床に「トン！」とつく動作です。つま先は上に持ち上げて、かかとで床（地面）を掘るような感覚で行いましょう。

上半身は足の動きに合わせて、歩くときのように両腕を前後に振りましょう。

「トン」の動きが作用する筋肉&健康効果

- つま先を上げる働きのある前脛骨筋を活性化 ⟶ **つまずきの予防**
- かかとの骨から垂直な骨への衝撃をくり返す ⟶ **骨粗しょう症の予防**
- 腹部にある腸腰筋・腹直筋を刺激 ⟶ **おなかやせ**

下半身の筋肉
（前から見た図）

下半身の筋肉
（後ろから見た図）

おなか周りの筋肉
（前から見た図）

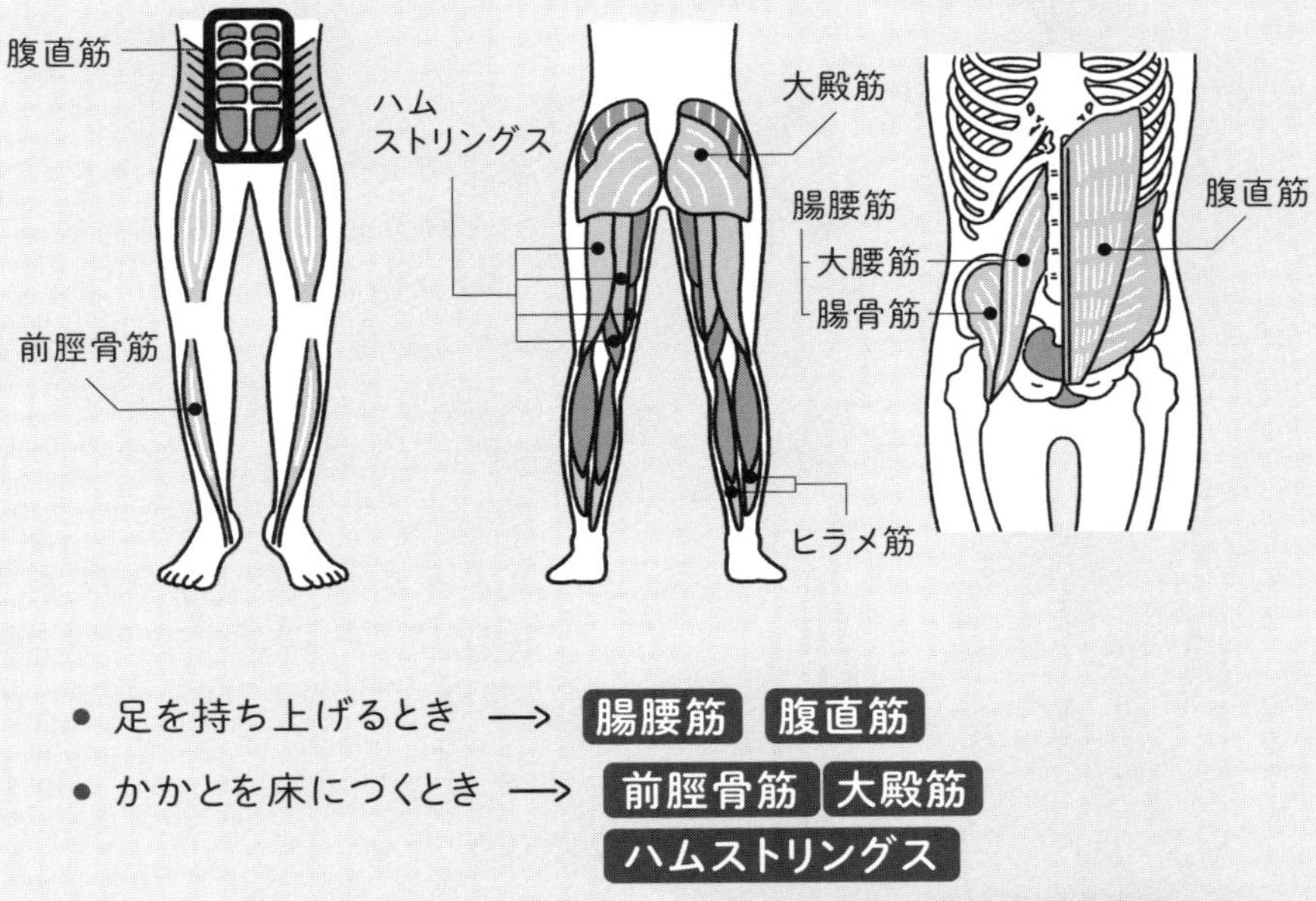

- 足を持ち上げるとき ⟶ **腸腰筋** **腹直筋**
- かかとを床につくとき ⟶ **前脛骨筋** **大殿筋** **ハムストリングス**
- 動かさずに支えている逆の足 ⟶ **大殿筋** **ハムストリングス** **下腿三頭筋（ヒラメ筋）**

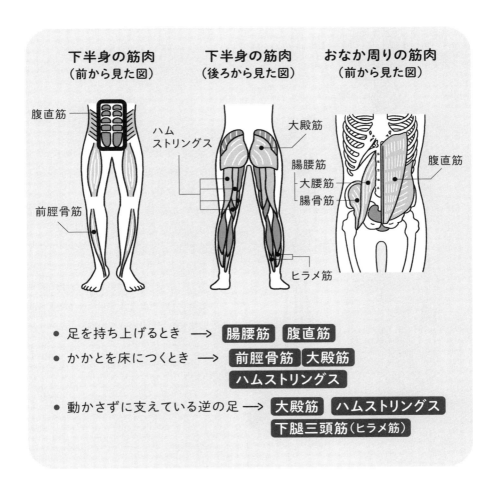

すごい足踏み 4

ふくらはぎ強化・つまずき予防に「パタン」

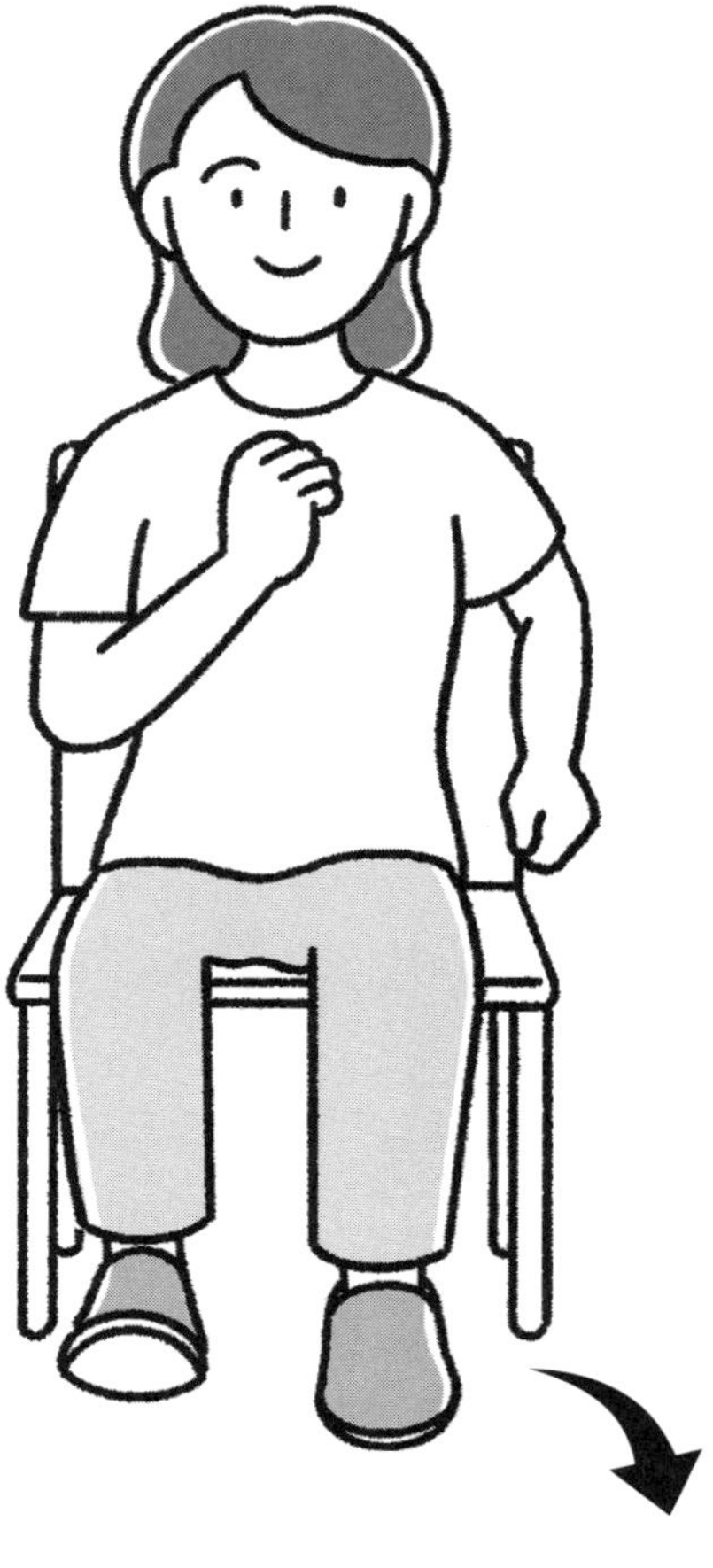

「パタン」の動きとは

足裏のかかと部分が床についた状態のまま、つま先だけを床に「パタン！」と降ろす動作です。

かかとを床につけつつ、つま先はできるだけ高く持ち上げて、床を勢いよく叩くような感覚で行いましょう。

上半身は足の動きに合わせて、歩くときのように両腕を前後に振りましょう。

「パタン」の動きが作用する筋肉&健康効果

- つま先の上げ降ろしをくり返す → **全身の血流ポンプの役割を果たすふくらはぎの強化**
- つま先を上げる働きのある前脛骨筋を活性化 → **つまずきの予防**
- ふくらはぎの下腿三頭筋を積極的に使う → **むくみの改善&予防**

下半身の筋肉（前から見た図）　**下半身の筋肉（後ろから見た図）**

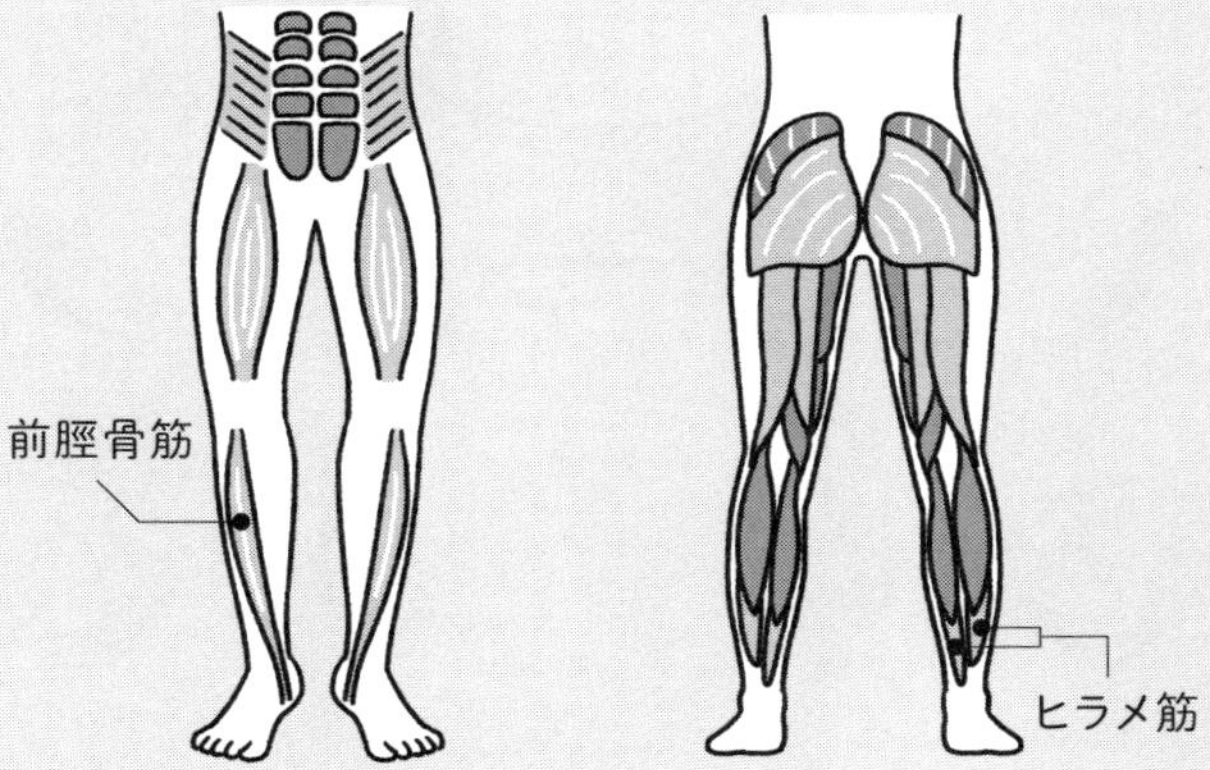

- つま先を持ち上げるとき → **前脛骨筋**
- つま先を降ろすとき → **下腿三頭筋（ヒラメ筋）**

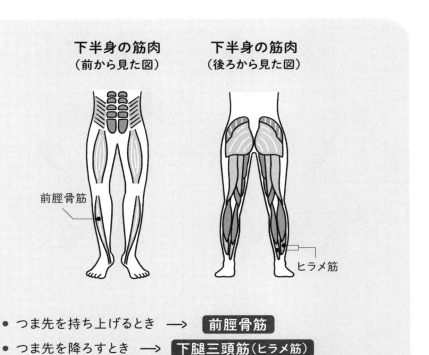

すごい足踏み 5

O脚・尿もれの改善&予防に「パカ」

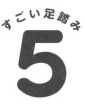

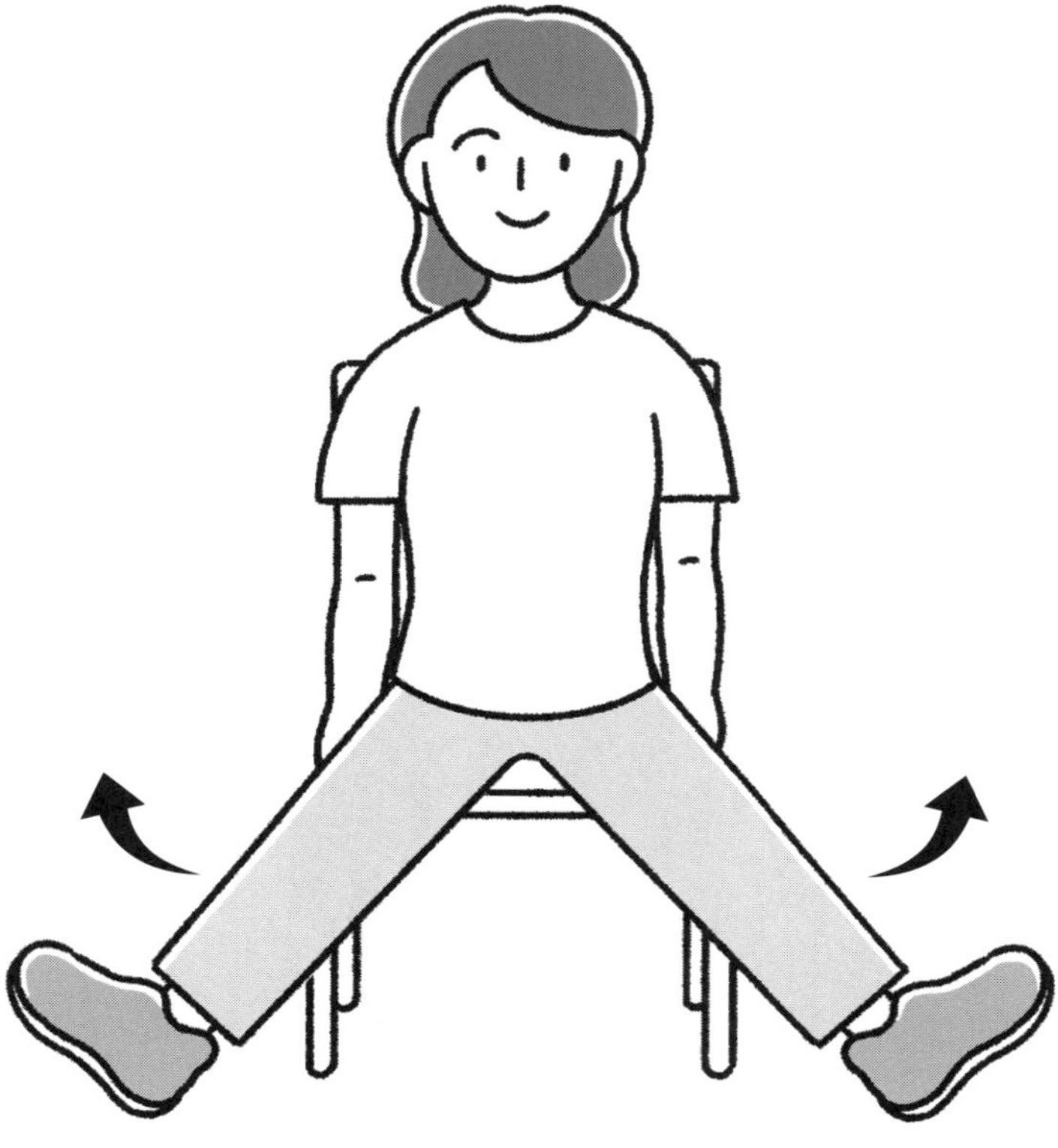

「パカ」の動きとは

両足を前へ伸ばし、両足を同時に「パカ!」と大きく開いたり閉じたりする動作です。左右のかかとは床につけたままで、かかとを滑らせつつ行いましょう。また、「ひざをしっかり伸ばしたまま行う」「勢い・惰性を利用しないで行う」ことを意識してください。

この動作をする場合、上半身で腕を振る必要はありません。両手で、イスの座面の横をつかんでやると、実践しやすいはずです。

「パカ」の動きが作用する筋肉&健康効果

- 太もも内側にある大内転筋を刺激 ⟶ **O脚の改善&予防**
- 大内転筋や大殿筋への刺激で、連携している骨盤底筋群を活性化 ⟶ **尿もれの改善&予防**
- 腹部にある腸腰筋・腹直筋を刺激 ⟶ **おなかやせ**

下半身の筋肉（前から見た図）　**下半身の筋肉（後ろから見た図）**　**おなか周りの筋肉（前から見た図）**

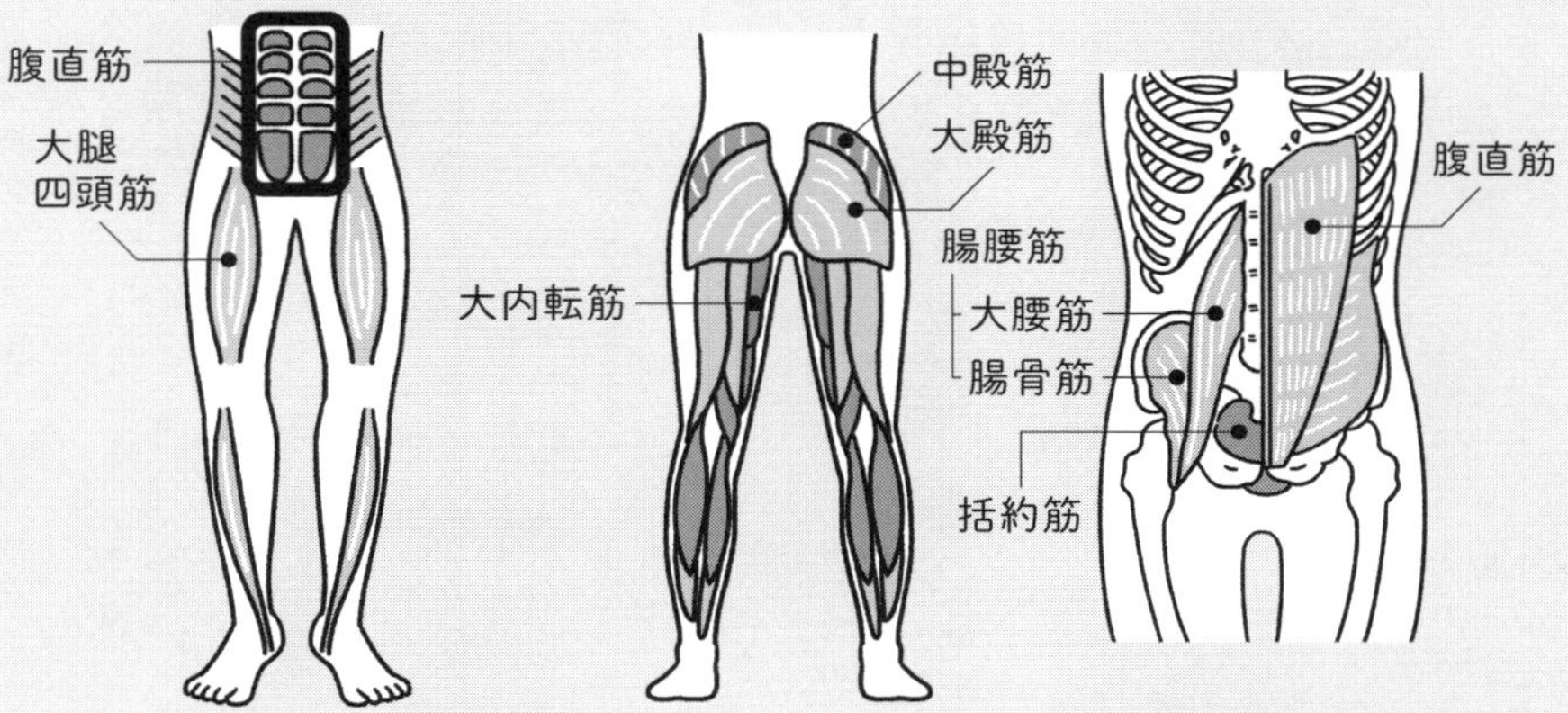

- 足を開くとき ⟶ **腸腰筋** **大腿四頭筋** **大殿筋** **中殿筋**
- 足を伸ばしたままで閉じるとき ⟶ **大内転筋** **大殿筋** **大腿四頭筋** **腹直筋** **骨盤底筋群（括約筋）**

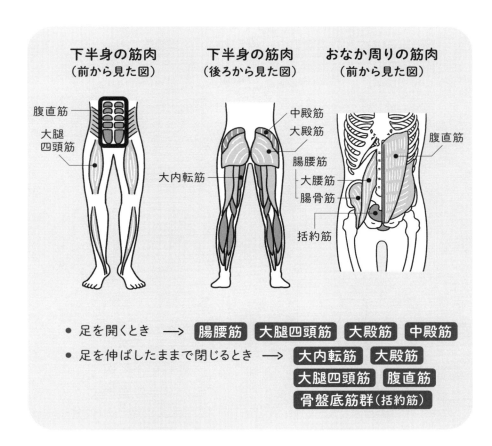

COLUMN 2

加齢とともに現れる「歩行の変化」

年齢を重ねるにつれ、歩き方に変化が起こるのは珍しいことではありません。52ページでお話しした「腰が曲がり、ひざが曲がる」姿勢のまま歩こうとすると、両足が広がった姿勢になっていきます。すると、「歩幅が狭くなる」「歩隔（左右の足の間隔）が広がる」「つま先が外を向くようになる」という「歩き方の変化」につながるからです。

また、ギッコンバッタンと歩いてリズムが崩れている場合は、足などになんらかの障害があることが原因と考えられますから、その障害のケア・治療をする必要があると思われます。

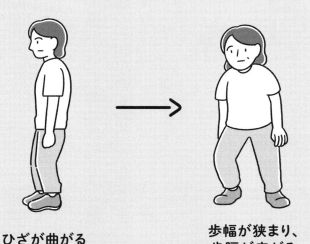

ひざが曲がる

腰が曲がったまま上半身を起こそうとするため、ひざが曲がります

歩幅が狭まり、歩隔が広がる

ひざが曲がると、歩幅が必然的に狭まり、トボトボ歩きになります

第 3 章

楽しく続ける！
すごい足踏み

すごい足踏み
入門編
1

床踏みステップ

「すごい足踏み」の
5種類ある基本動作のうち、
「トン」と「ドン」を
組み合わせた連続ステップです。

「トン」のやり方は84ページ

「基本姿勢」のとり方は63ページ

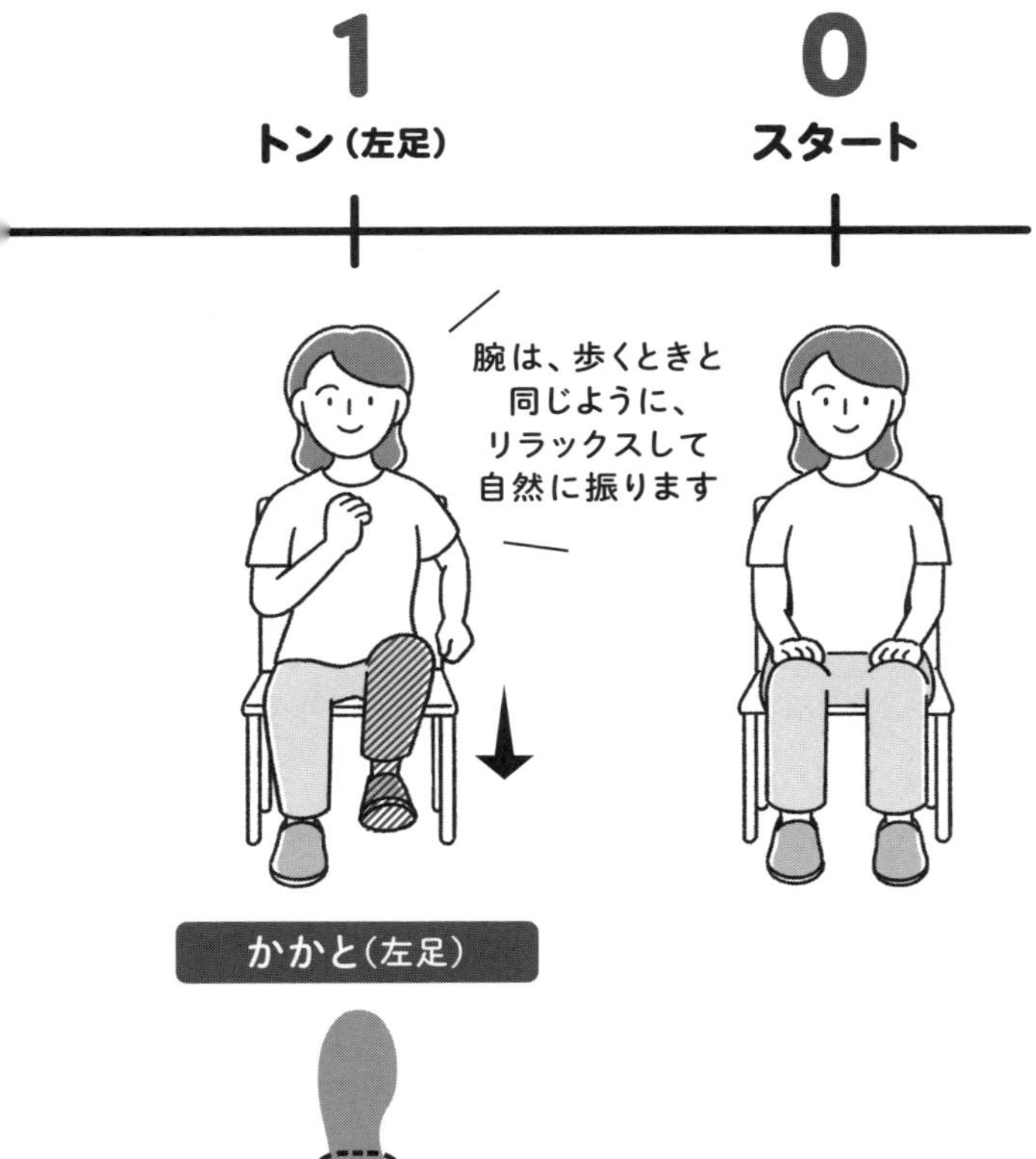

左足のかかとで床をつく
（前に出した右腕を
後ろに振りながら）

［トン・トン・ドン・ドン］
およそ1分くり返すことからスタート
慣れてきたら、長く続けてみましょう

「ドン」の
やり方は
86ページ

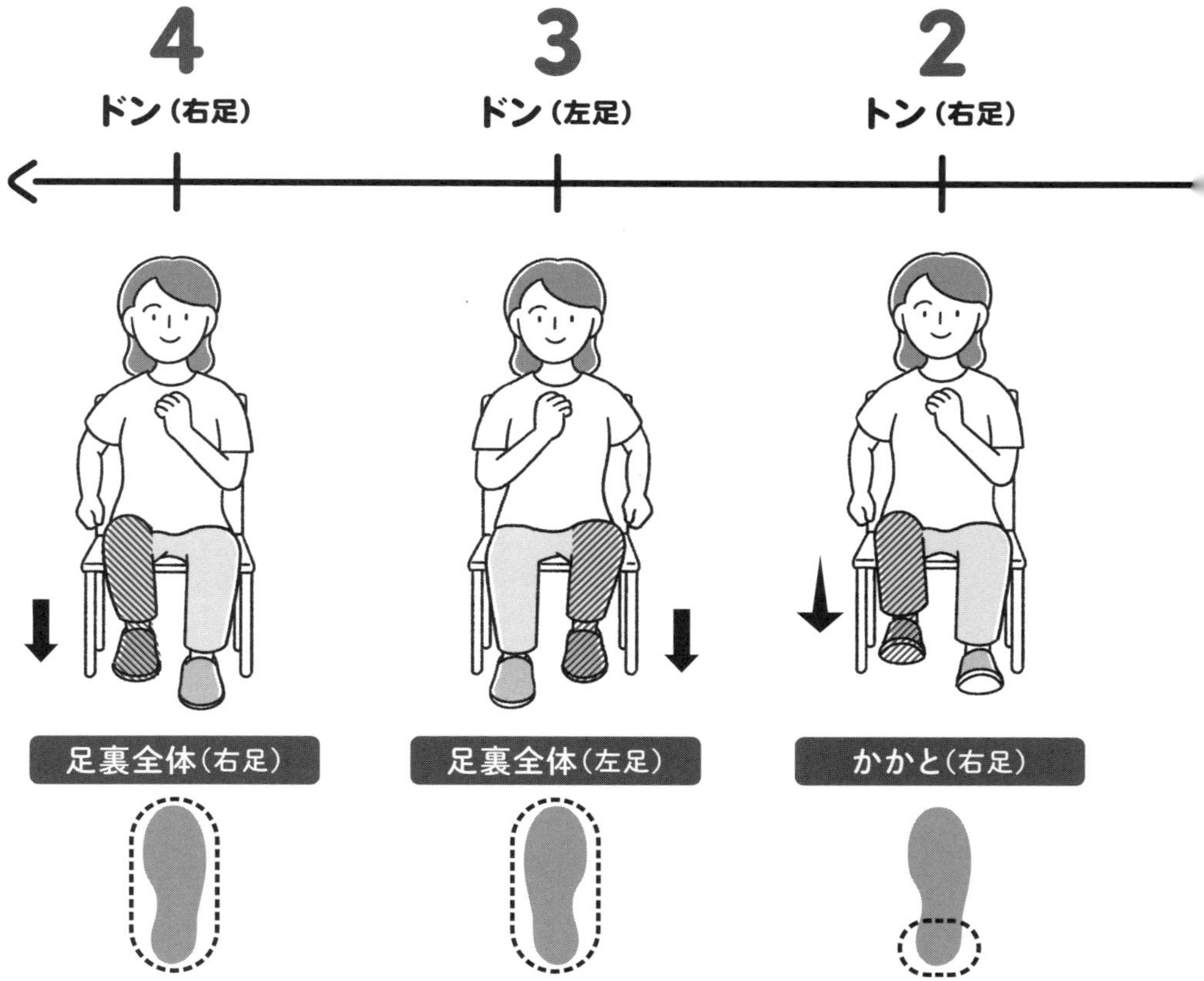

右足のかかとで床をつく
（前に出した左腕を
後ろに振りながら）

左の足裏全体で床をつく
（前に出した右腕を
後ろに振りながら）

右の足裏全体で床をつく
（前に出した左腕を
後ろに振りながら）

動画でチェック！

最初の1拍で左足の「トン」→次の1拍で右足の「トン」→さらに次の1拍で左足の「ドン」→最後の1拍で右足の「ドン」を行います。両腕は、そのリズムに合わせて、普通に歩くときと同じように前後に振りましょう。

P82の1

「トン」の左足の動きを詳しく見てみましょう

★右足でも同様に行ってください

足を上げる

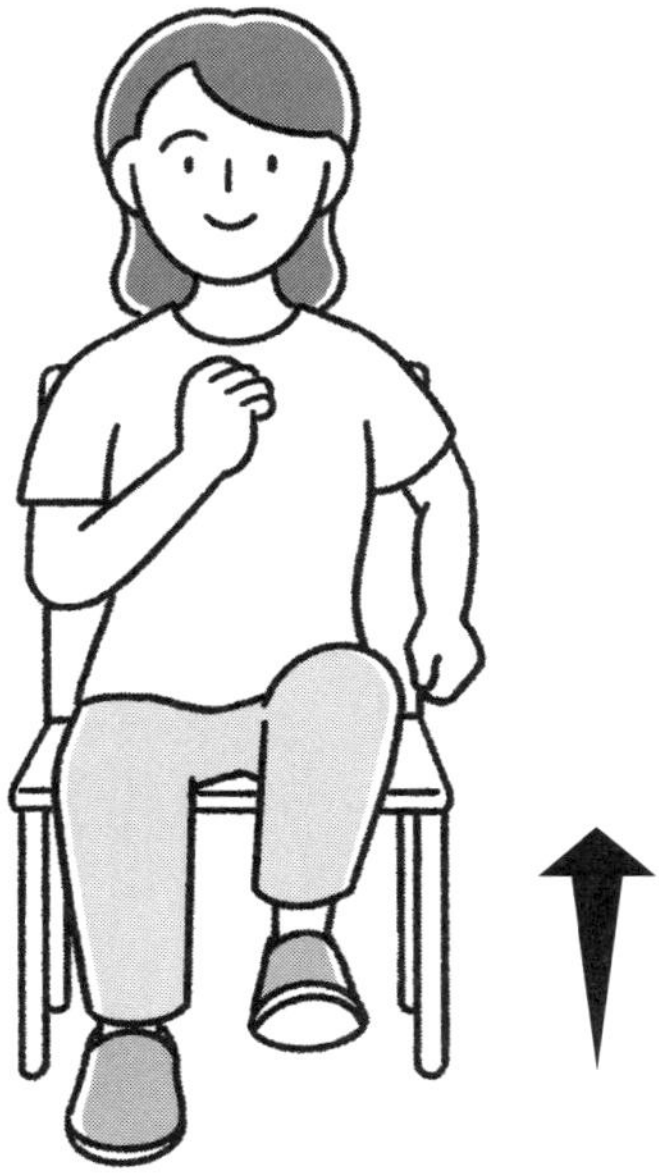

左足を床から10センチメートルくらいの高さまで持ち上げます。このとき、右腕を前に、左腕を後ろに振ります。

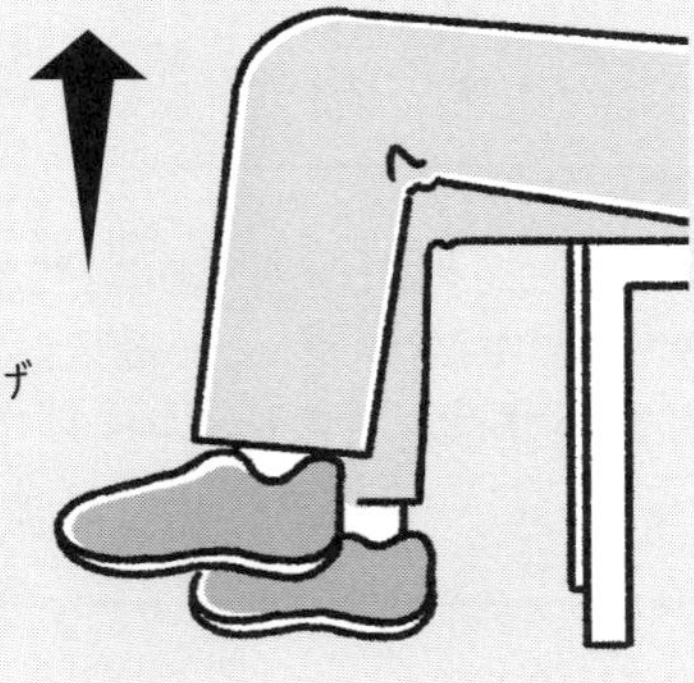

足の動き

横から見たところ

足全体を持ち上げます。

足を高くあげ、かかとだけで床をつく動作が「トン」です。左足で「トン」をするときは右腕を大きく振り、右足で「トン」をするときは左腕を振るのが自然な動きです。腕を振りながら行うのが難しい場合は、まずは足を動かすだけでOK。足の動きに慣れてきたら、リラックスして腕を振りましょう。

かかとで「トン」

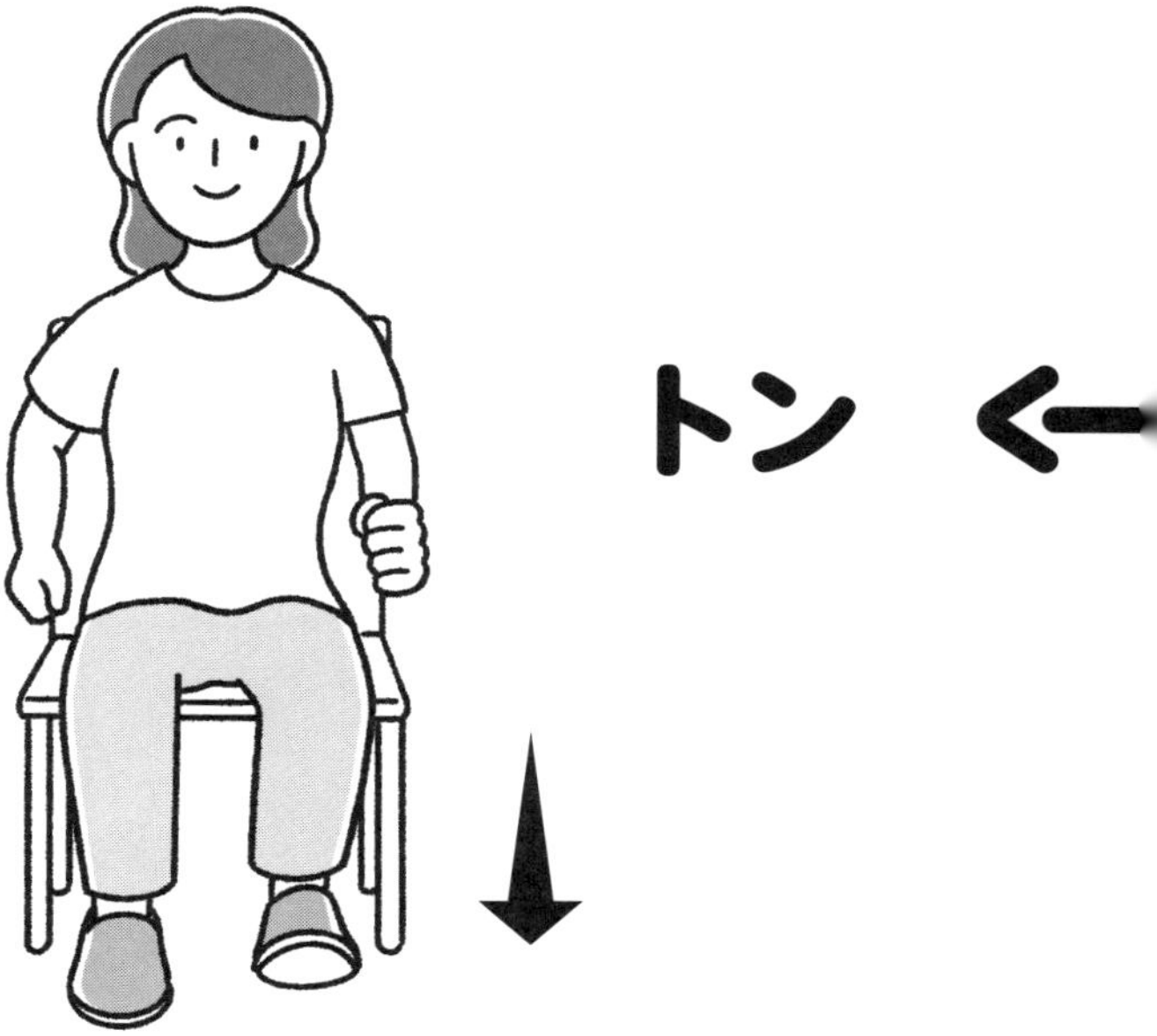

左足のつま先を上に向けつつ、かかと部分だけを床に「トン」とつきます。このとき、右腕を後ろに、左腕を前に振ります。

足の動き
横から見たところ

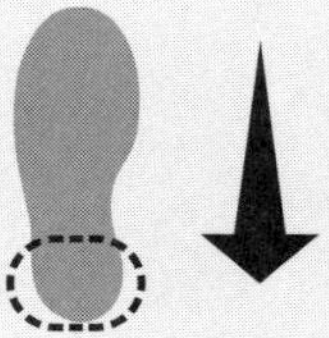

かかとで床を「トン」とつきます。つま先が床につかないように注意。

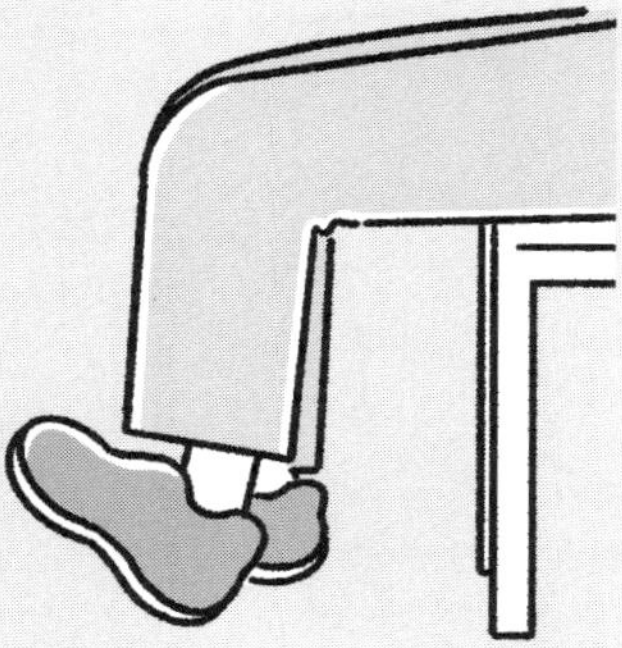

P83の3

「ドン」の左足の動きを詳しく見てみましょう

★右足でも同様に行ってください

足を上げる

左足を床から10センチメートルくらいの高さまで持ち上げます。このとき、右腕を前に、左腕を後ろに振ります。

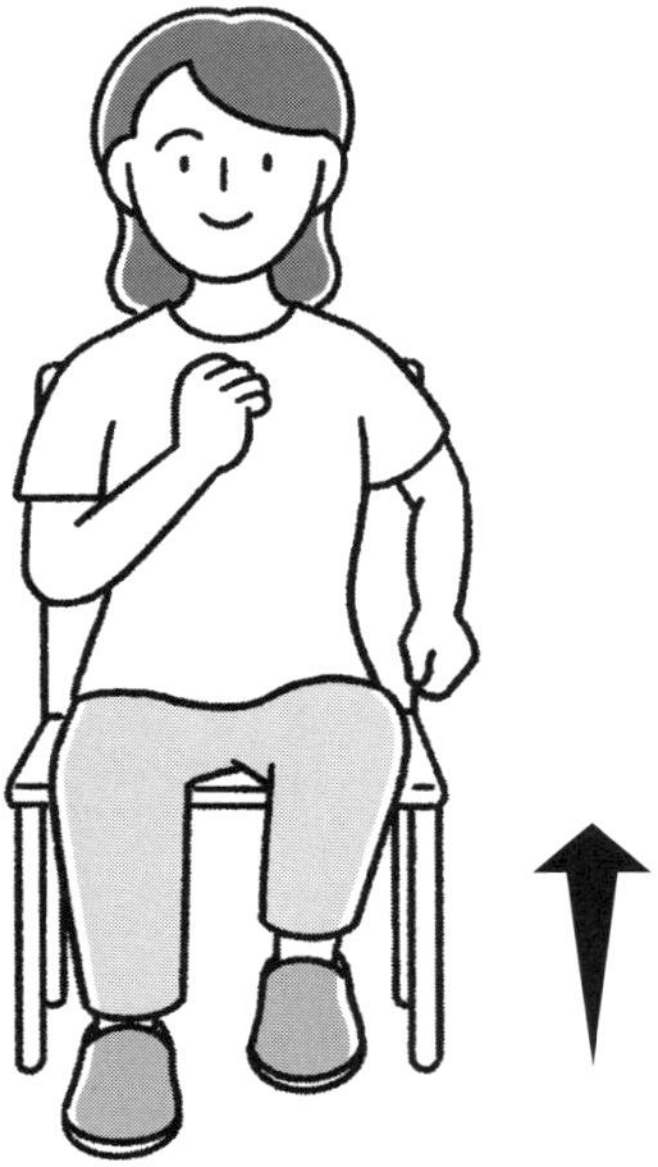

足の動き

横から見たところ

足全体を持ち上げます。

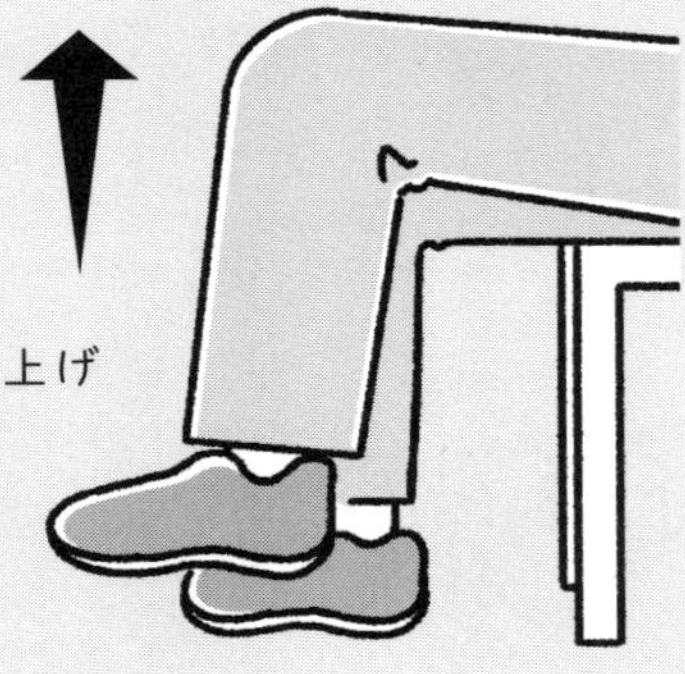

足を高く持ち上げた後、足裏全体で床をつく動作が「ドン」です。左足で「ドン」をするときは右腕を大きく振り、右足で「ドン」をするときは、左腕を大きく振るのが自然な動きです。腕を振りながら行うのが難しい場合は、まずは足を動かすだけでOK。足の動きに慣れてきたら、リラックスして腕を振りましょう。

足裏全体で「ドン」

左足の足裏全体を、床にできるだけ垂直に「ドン」と床につきます。このとき、右腕を後ろに、左腕を前に振ります。

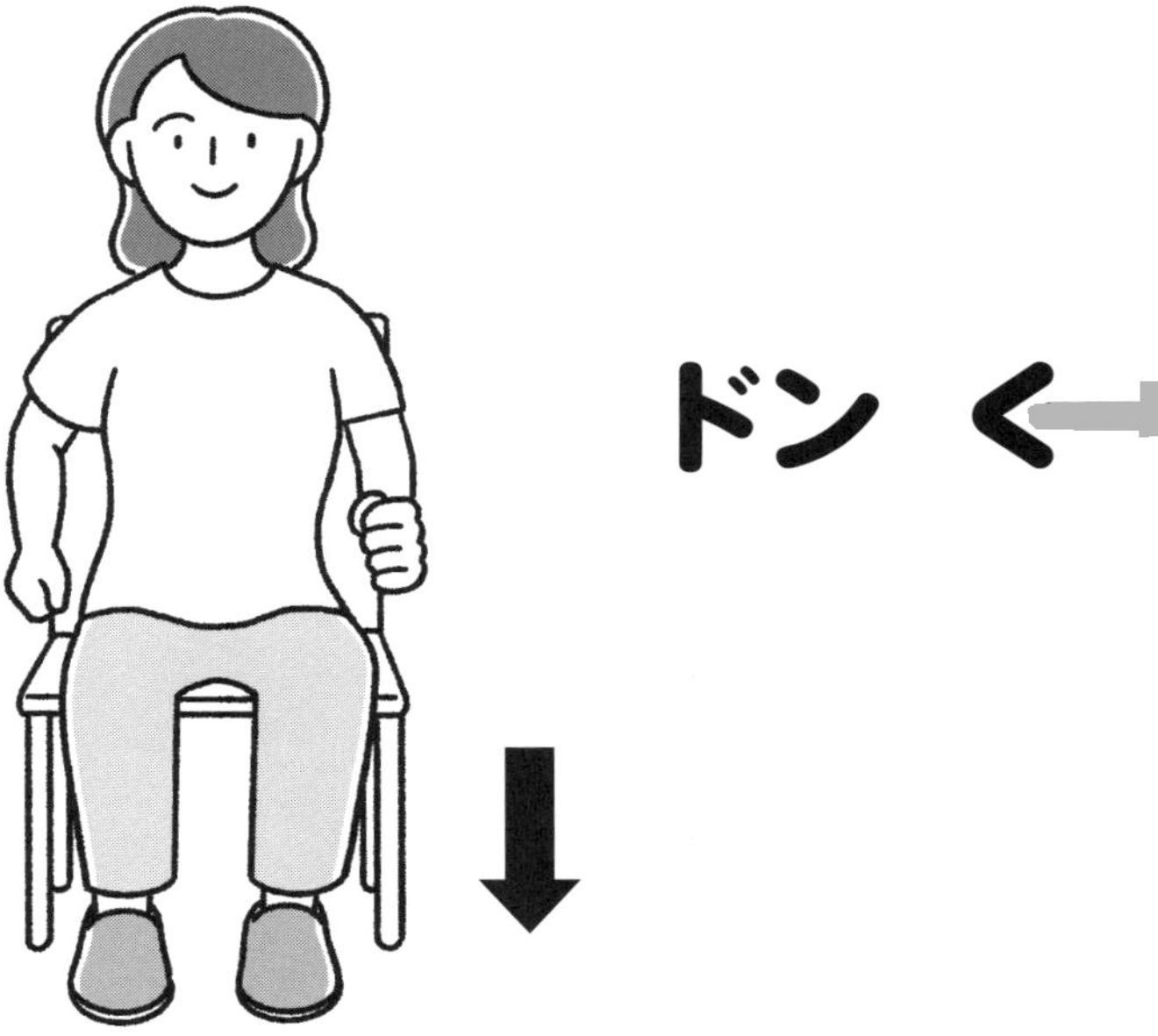

足の動き
横から見たところ

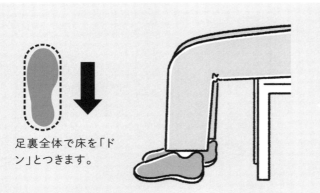

足裏全体で床を「ドン」とつきます。

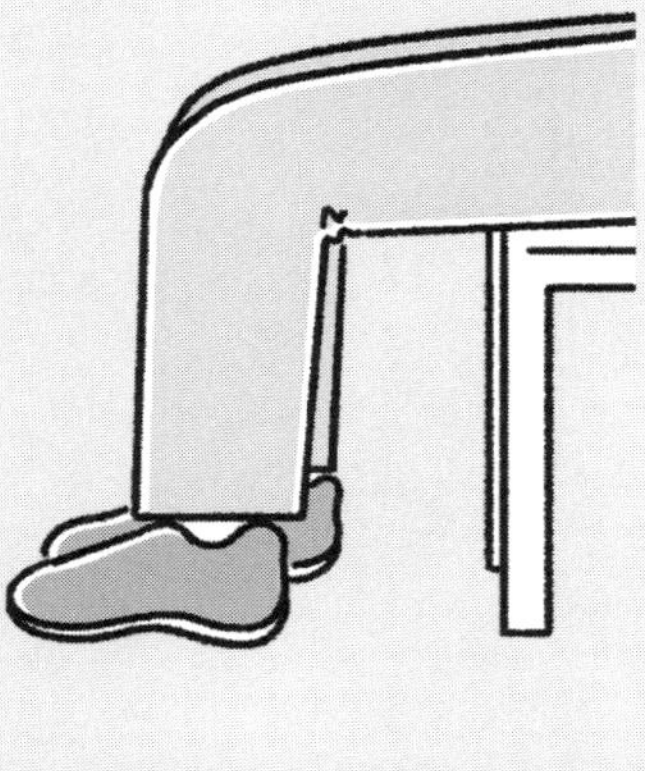

こうなると効果が薄れる！

1 「トン」をつま先でやっている

「トン」は、かかとだけで床をつく動作です。にもかかわらず、間違えてつま先で床につく動きをしてしまうと、「トン」の動きで本来なら刺激できる筋肉（前脛骨筋）や骨の代謝を活性化できません。

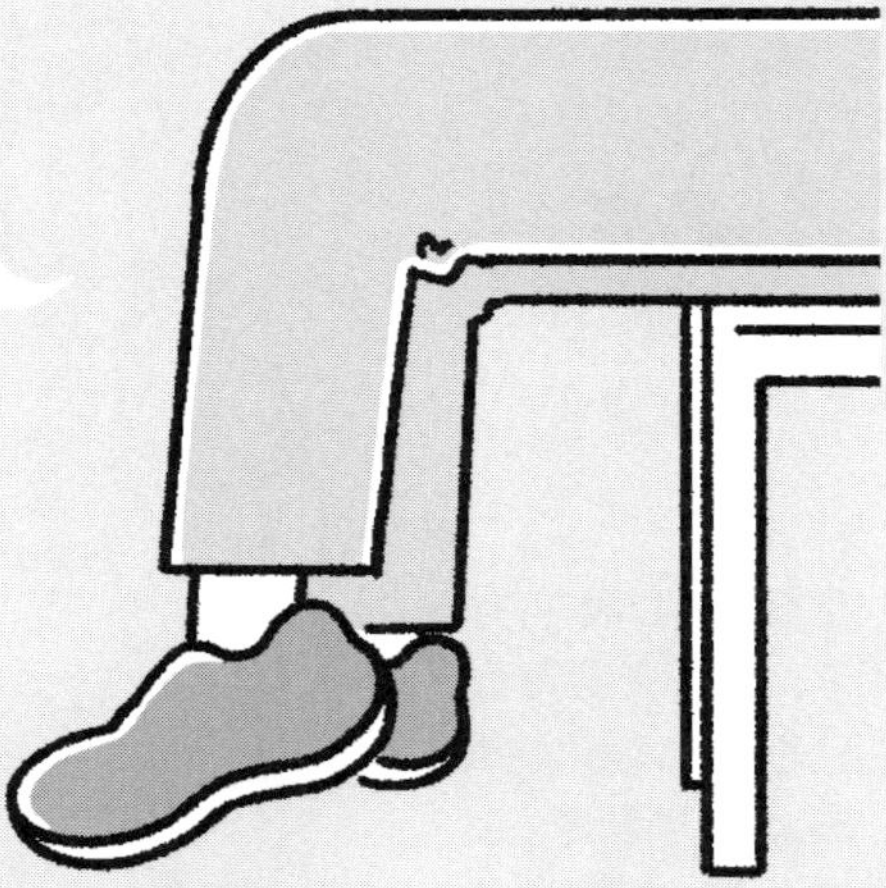

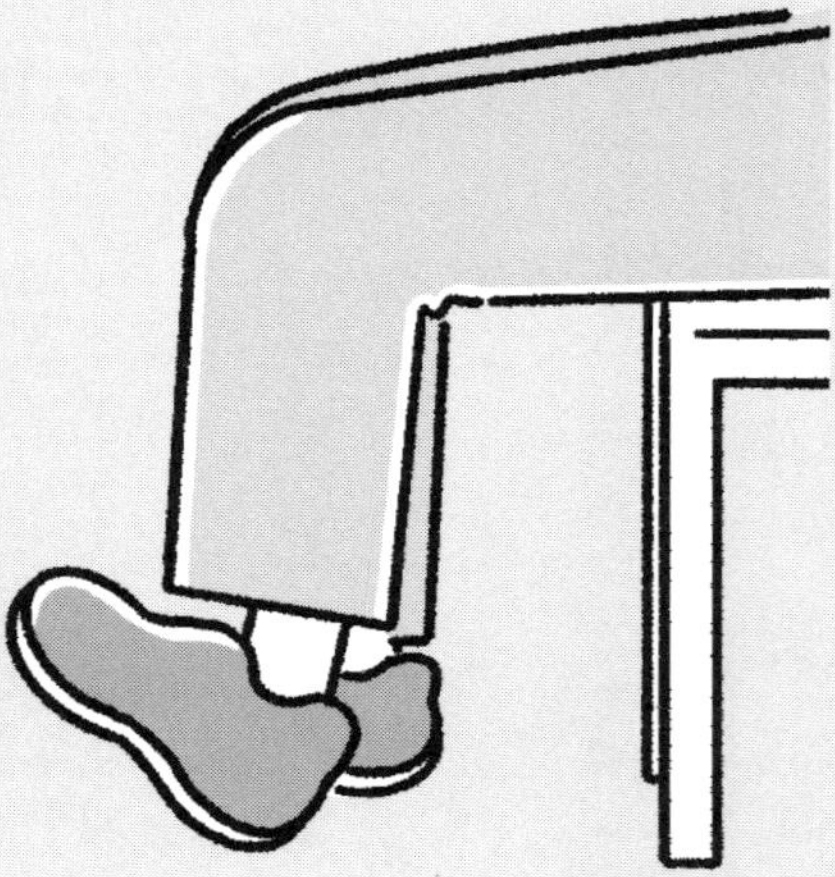

2 「ドン」をかかとでやっている

「ドン」は、足裏全体で床をつく動作です。にもかかわらず、かかとで床をつく動きをしてしまうと、「トン」を4回くり返すだけになってしまいます。すると当然、「ドン」の動きで得られるはずの健康効果は手に入りません。

3 動きが小さい

「足を持ち上げて降ろす」という動きが小さいと、筋肉や骨に届く刺激も小さくなるため、健康効果が半減してしまいます。疲れて動きが小さくなってきたら、足を動かすペース（リズム）をゆっくりに。「速く動かすよりも大きく動かすことが大切」と心がけましょう。

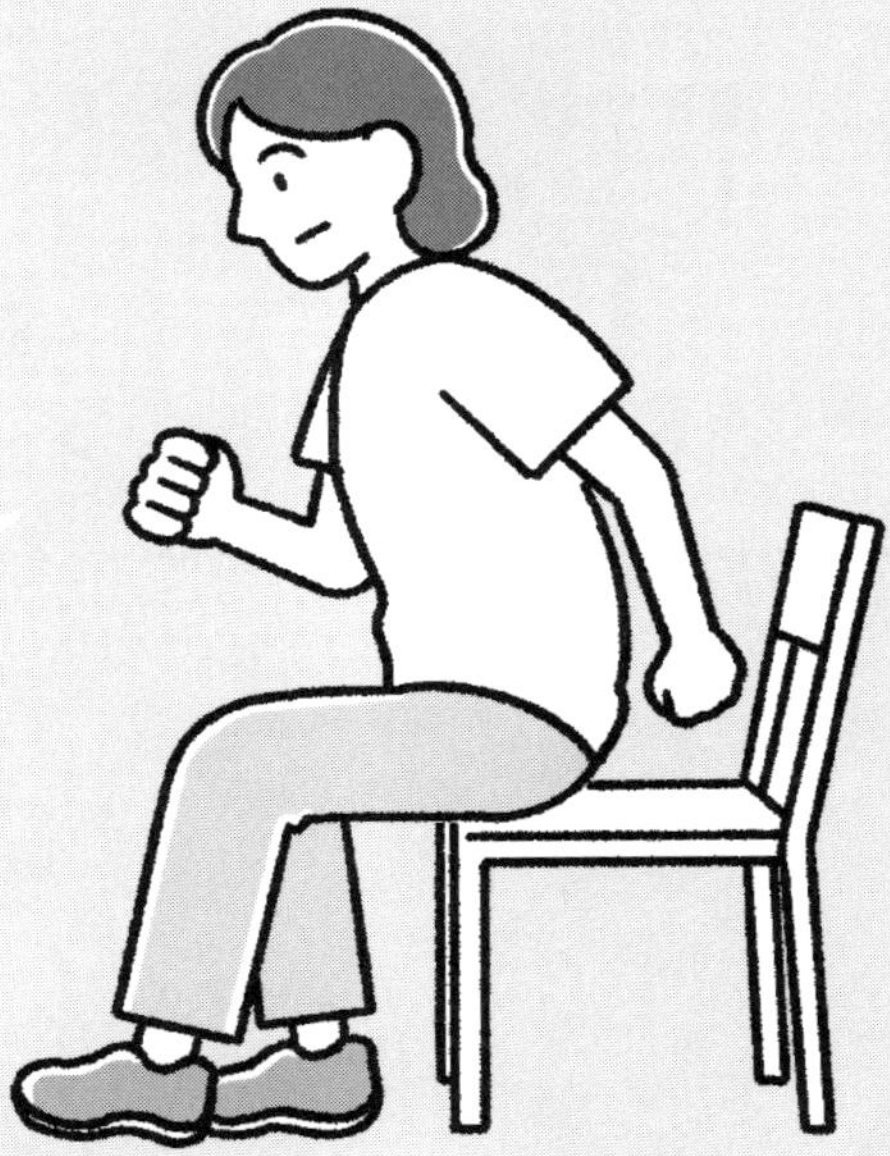

4 ひざの角度が90度になっていない

ひざの角度が小さすぎる（ひざを曲げすぎた状態になっている）と、かかとで床をつく「トン」も、足裏全体で床をつく「ドン」も、きちんと行えません。ひざの角度が大きすぎる（足を前に投げ出した状態になっている）ときも、「ドン」をきちんと行えません。

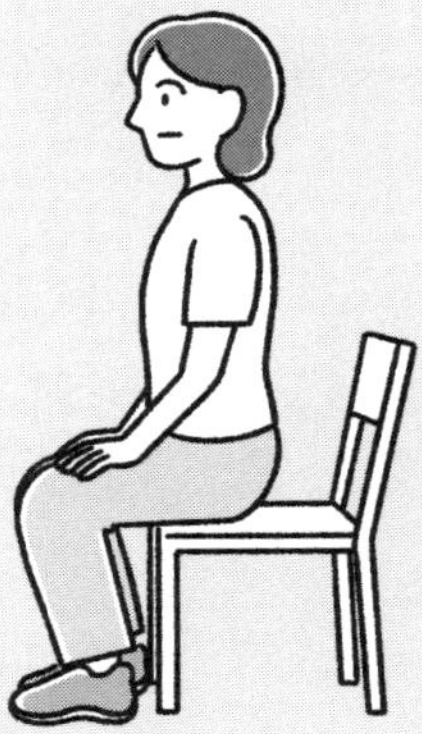

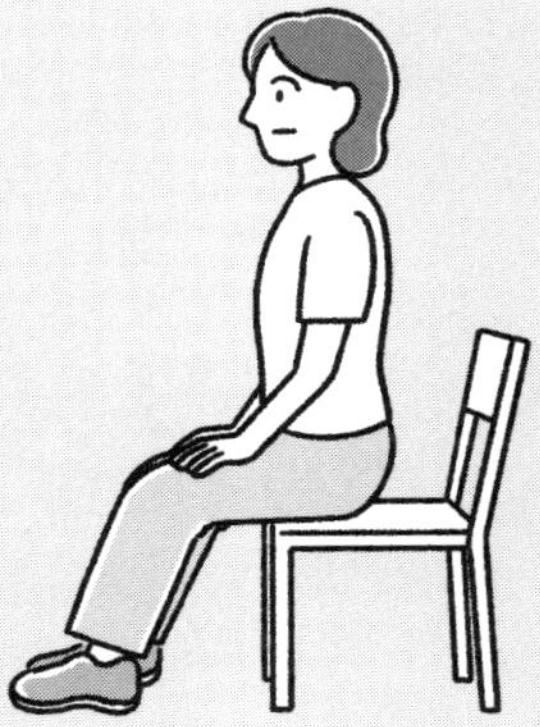

すごい足踏み

入門編

2

両足スライド

「すごい足踏み」の5種類ある基本動作のうち、「パカ」と足を開く動きをくり返す連続ステップです。

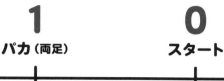

0 スタート

「基本姿勢」のとり方は63ページ

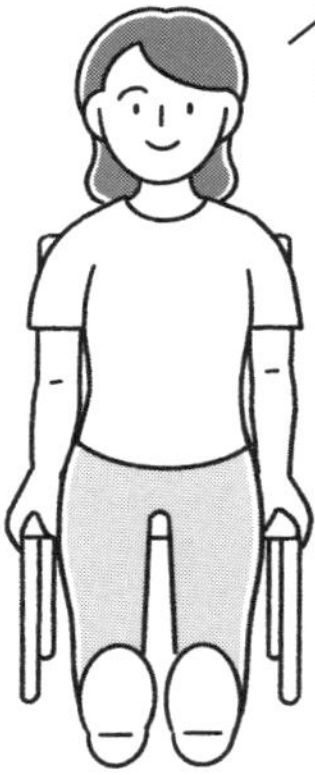

「基本姿勢」をとり、両手でイスの座面の横をつかんで上半身を安定させ、ひざを伸ばします。

1 パカ（両足）

「パカ」のやり方は92ページ

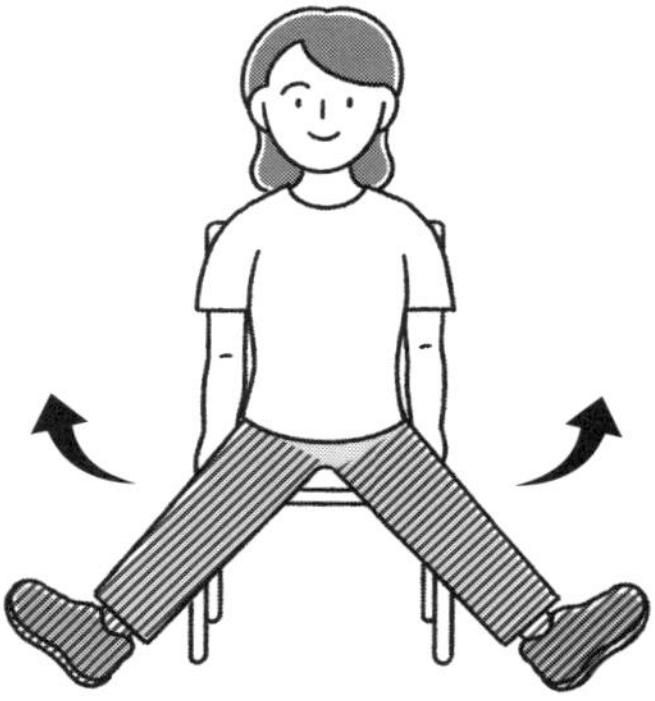

かかと（両足）

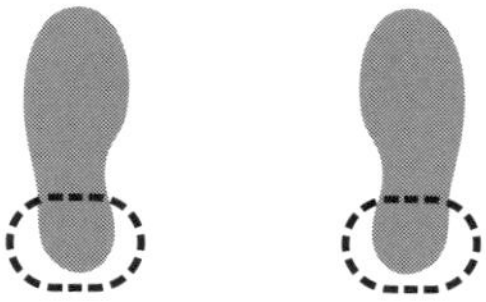

かかとを床につけたまま、両足を左右同時に開く

［パカ・シュッ・パカ・シュッ］

およそ1分くり返すことからスタート

慣れてきたら、長く続けてみましょう

「シュッ」の
やり方は
93ページ

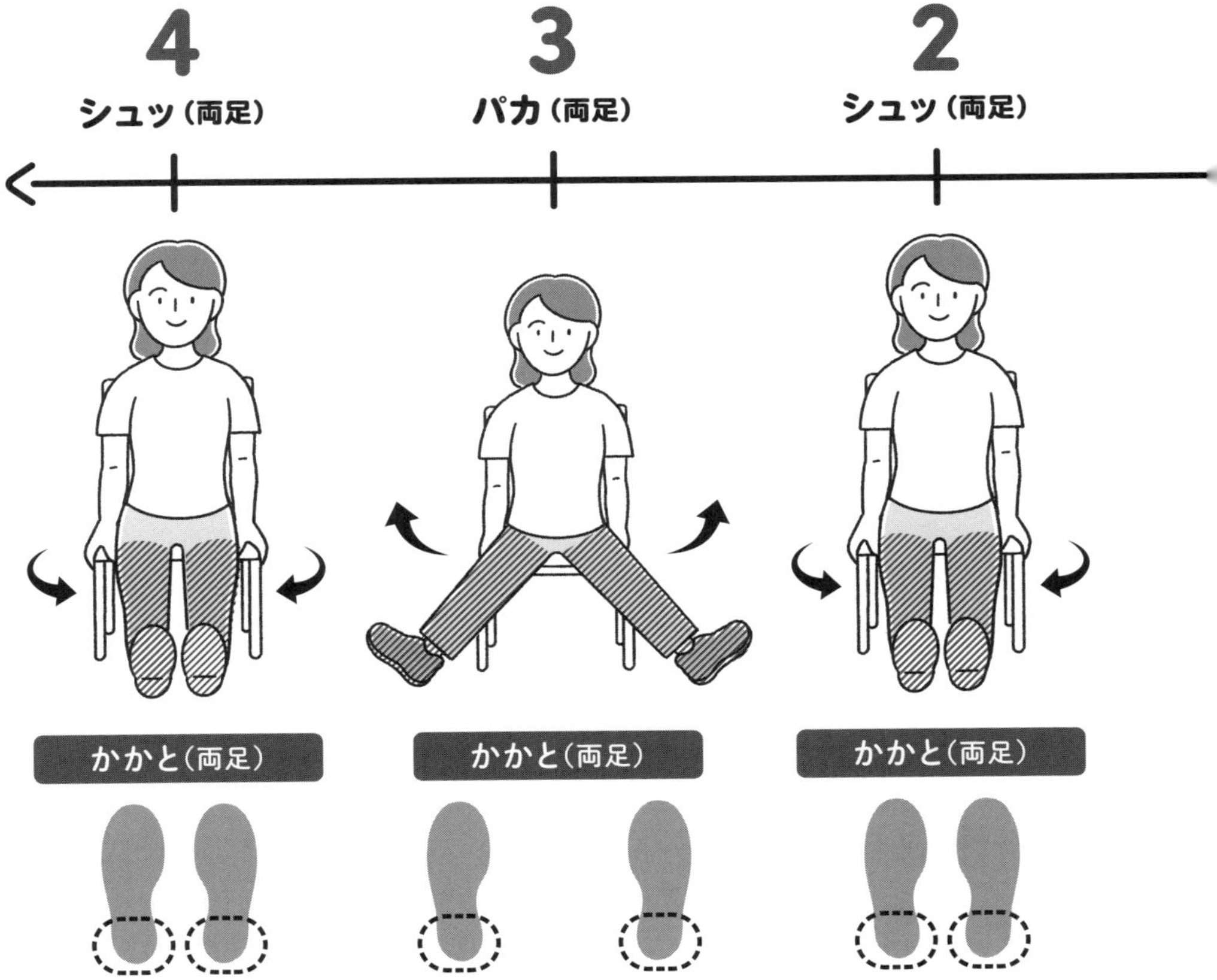

かかとを床につけたまま、
両足を左右同時に閉じる

かかとを床につけたまま、
両足を左右同時に開く

かかとを床につけたまま、
両足を左右同時に閉じる

動画でチェック！

ひざをしっかり伸ばしたまま、「パカ」の動作を4拍子のリズムで行います。最初の1拍で両足を同時に開く「パカ」→次の1拍で両足を同時に閉じる「シュッ」動作をくり返します。このステップは腕を振らなくていいので、両手でイスの座面の横をつかんで上半身を安定させましょう。

P90の1 P91の2

「パカ」と「シュッ」の動きを詳しく見てみましょう

両足を開く

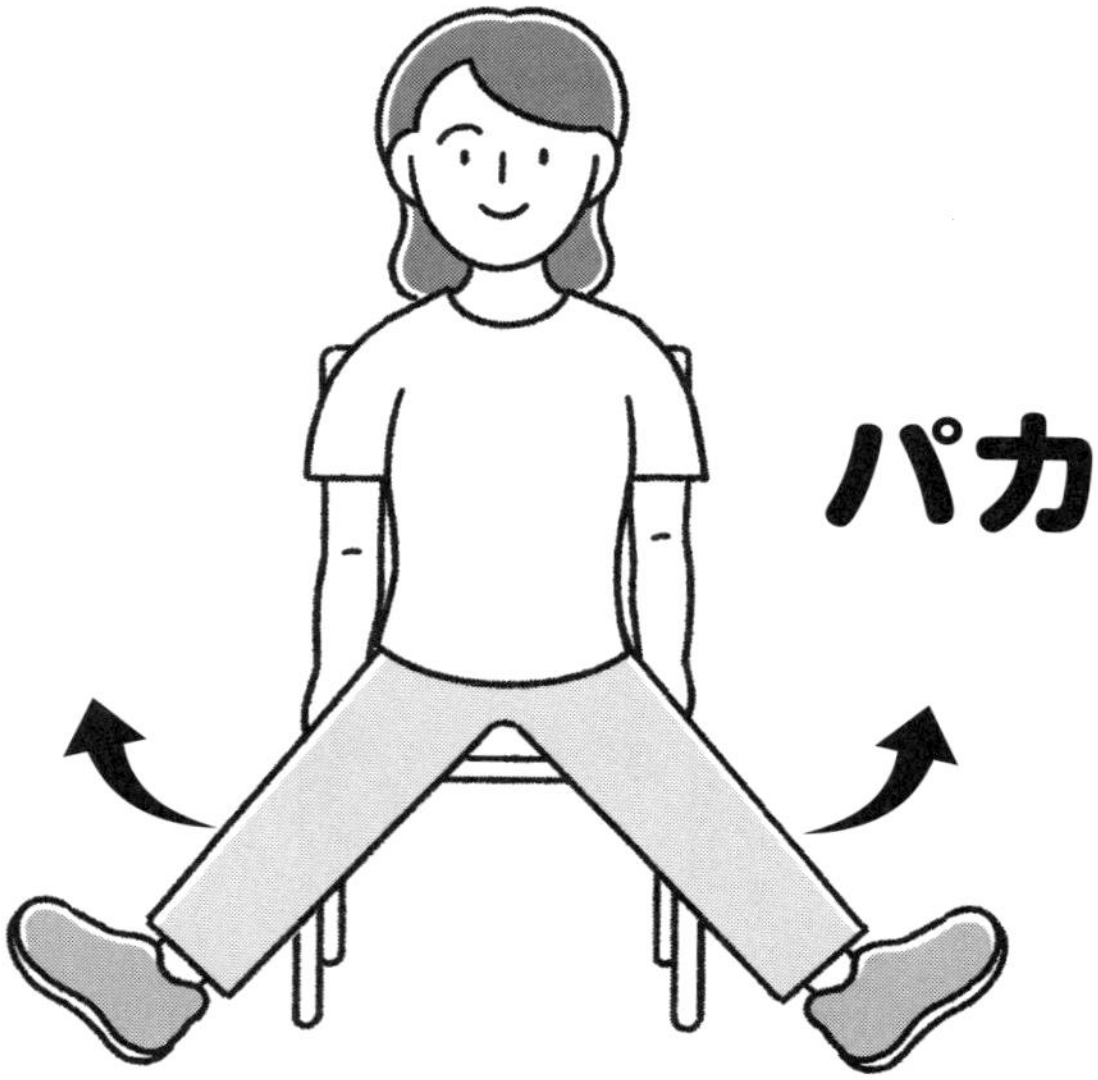

両足をまっすぐ前に伸ばしてそろえ、両足のかかとだけを床につけた状態から、左右の足を同時にできるだけ大きく開きます。両ひざは伸ばしたままで、両足のかかとを滑らせるように行います。

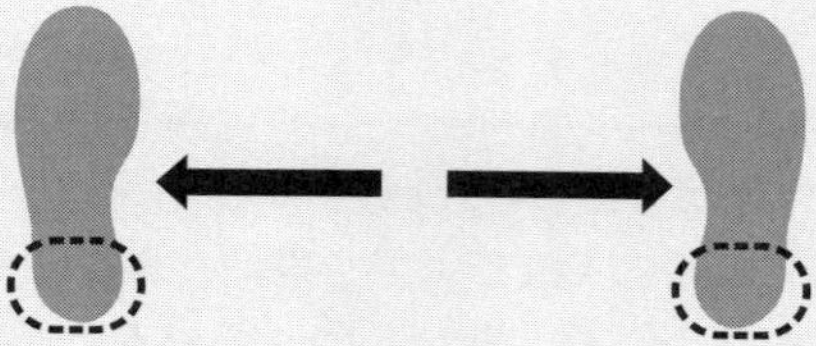

足の動き

両足のかかとを床につけたままスライドさせ、足を左右に開きます。

両足を同時に大きく「パカ」と開いた後、すぐに同時に「シュッ」と閉じる動作です。両手はイスの座面の横をつかみ、上半身を安定させましょう。

両足を閉じる

両足をまっすぐ伸ばしたまま、かかとを滑らせるように動かし、両足を閉じます。開いたときの勢い・反動・惰性を利用せずに行いましょう。

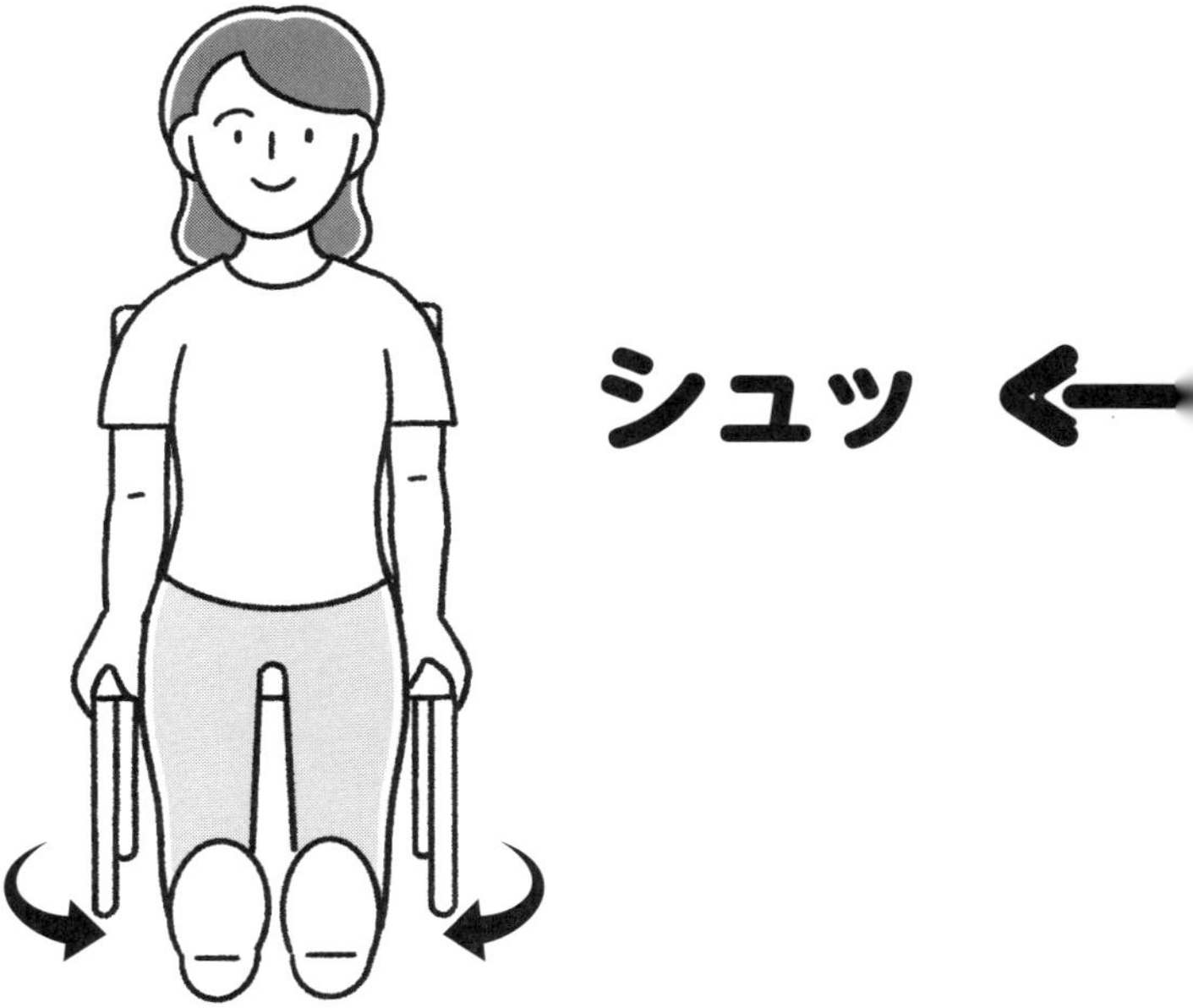

足の動き

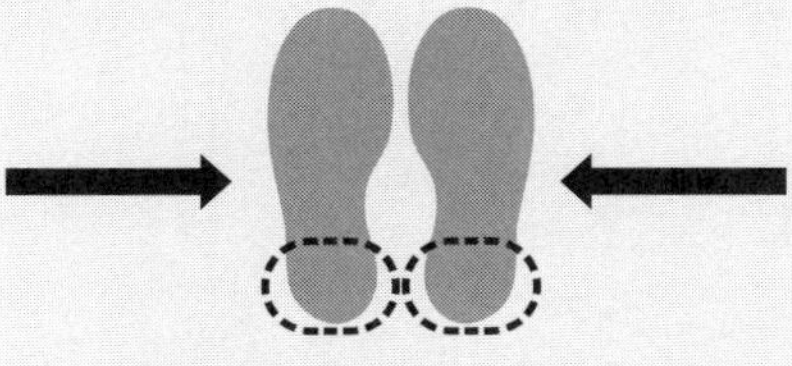

両足のかかとを床につけたままスライドさせ、左右に開いた足を閉じます。

こうなると効果が薄れる！

1 前後に重心が偏るなど、座り方が悪い

前や後ろに重心が偏った姿勢で行っても、おなか・太もも・お尻などでターゲットにしている各筋肉に、適切な刺激を届けられません。また、前かがみになったり、背もたれに寄りかかったりすると、ひざが曲がりやすくなります。さらに、イスに深く座ると、イスの座面と触れる太もも裏の面積が大きくなるので、両足を大きく開閉することも難しくなります。

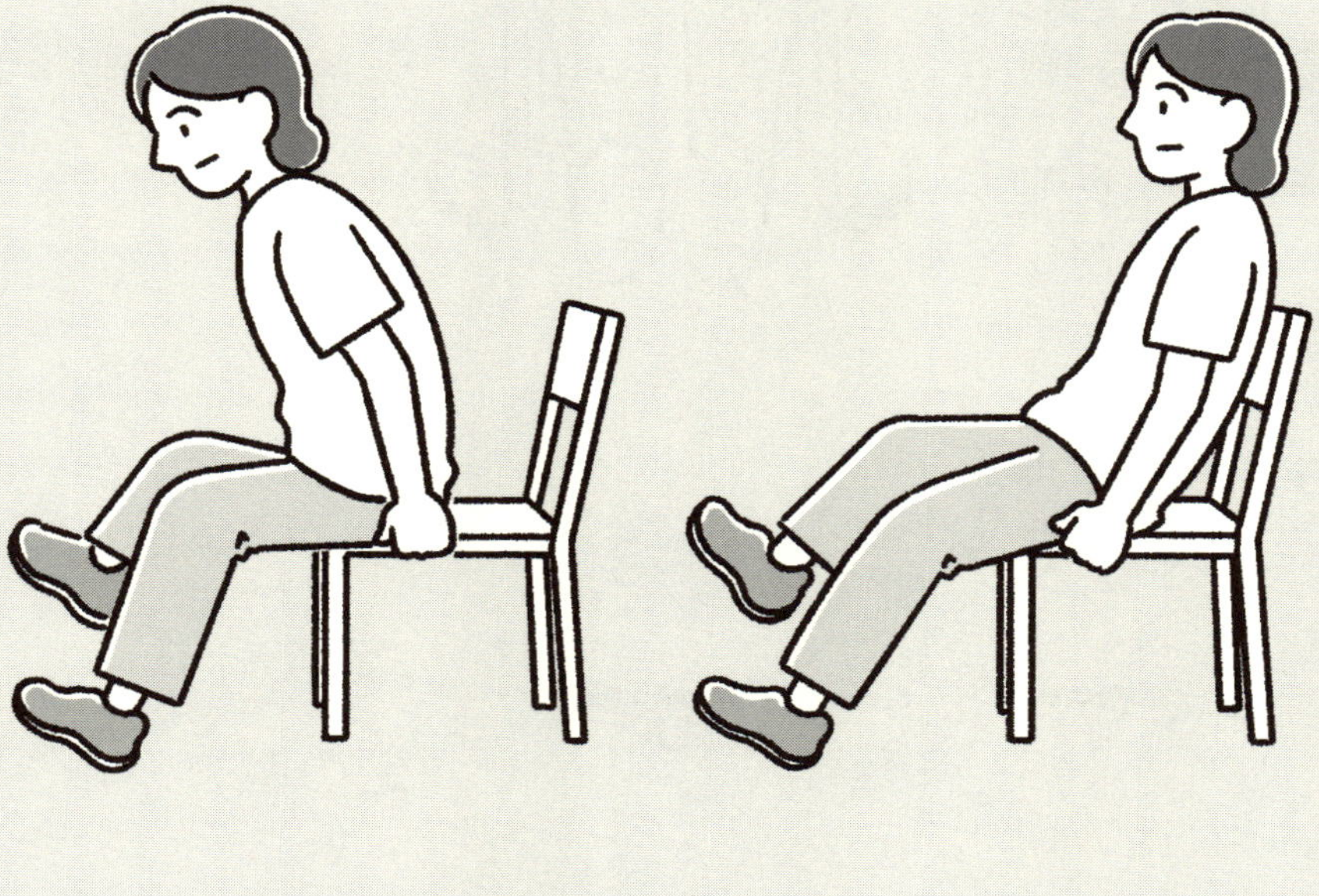

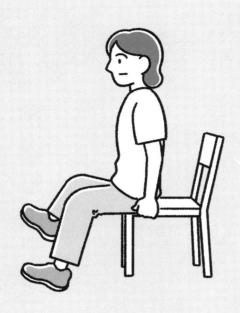

2 ひざが曲がっている

ひざが曲がったままで行うと、特に太ももの筋肉（大腿四頭筋や大内転筋）をほとんど刺激することができません。これでは「パカ」や「シュッ」の最大の効果を失うことになるので、ひざはずっと伸ばしたまま行うようにしてください。

3 かかとを浮かせて足を動かしている

かかとを床から浮かせて足を動かすと、ターゲットにしている筋肉に適切な刺激がいかないうえ、余計な負荷が他の筋肉・関節などに及んでしまいます。腰痛持ちの人は、痛みの悪化につながる可能性もあるので、注意してください。

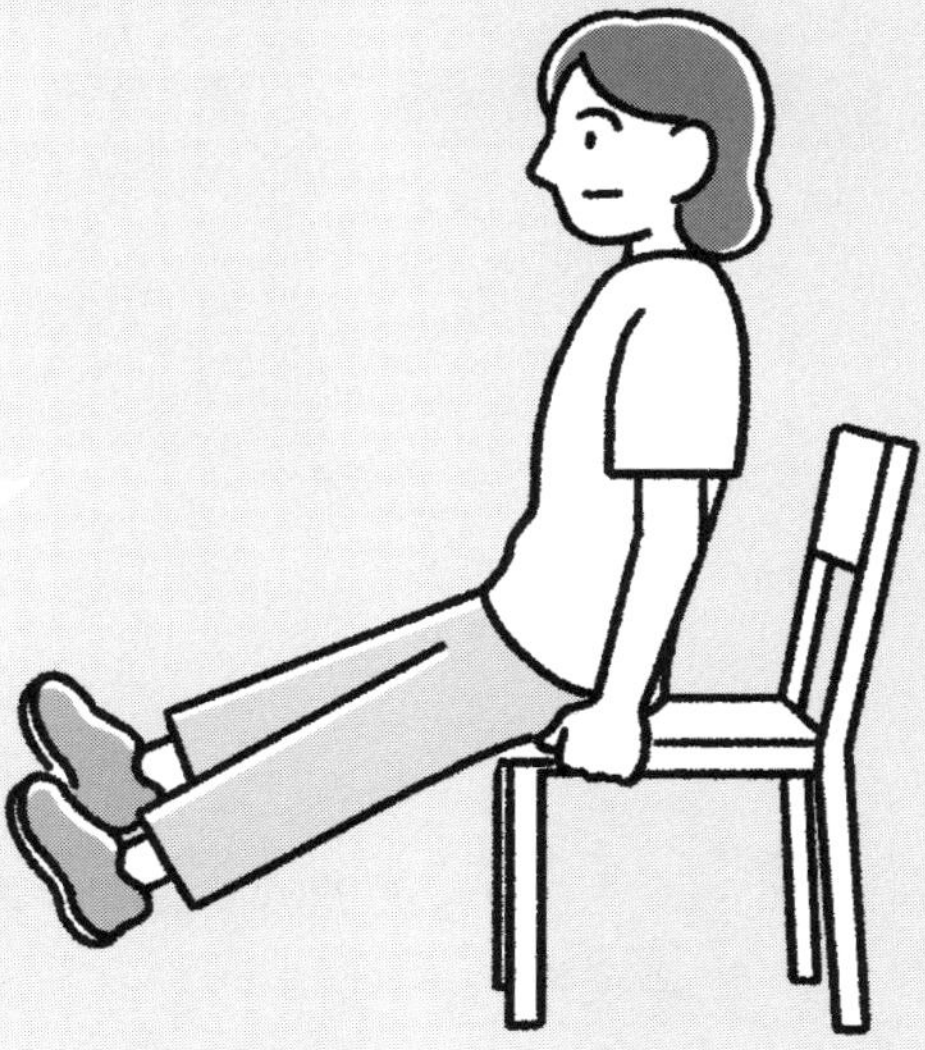

すごい足踏み

通常編 1

足振りステップ

「すごい足踏み」の5種類ある基本動作のうち、「タン」と「ドン」を組み合わせた連続ステップです。

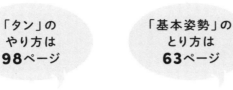

「基本姿勢」のとり方は63ページ

「タン」のやり方は98ページ

0 スタート

1 タン（左足）

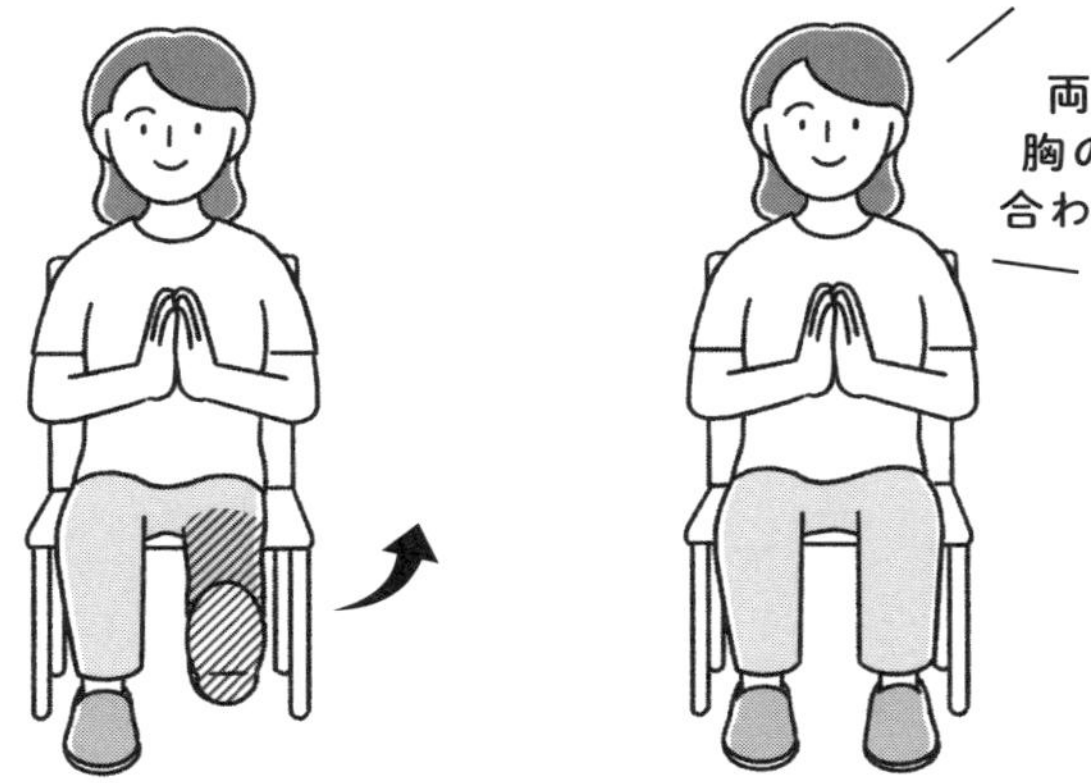

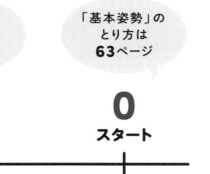

「基本姿勢」をとり、両手は胸の前で軽く合わせます。

足先（左足）

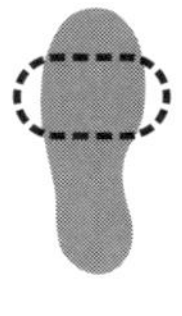

左足を前に振りながら指の付け根で床を打つ

［タン・タン・ドン・パン］

およそ1分くり返すことからスタート

慣れてきたら、長く続けてみましょう

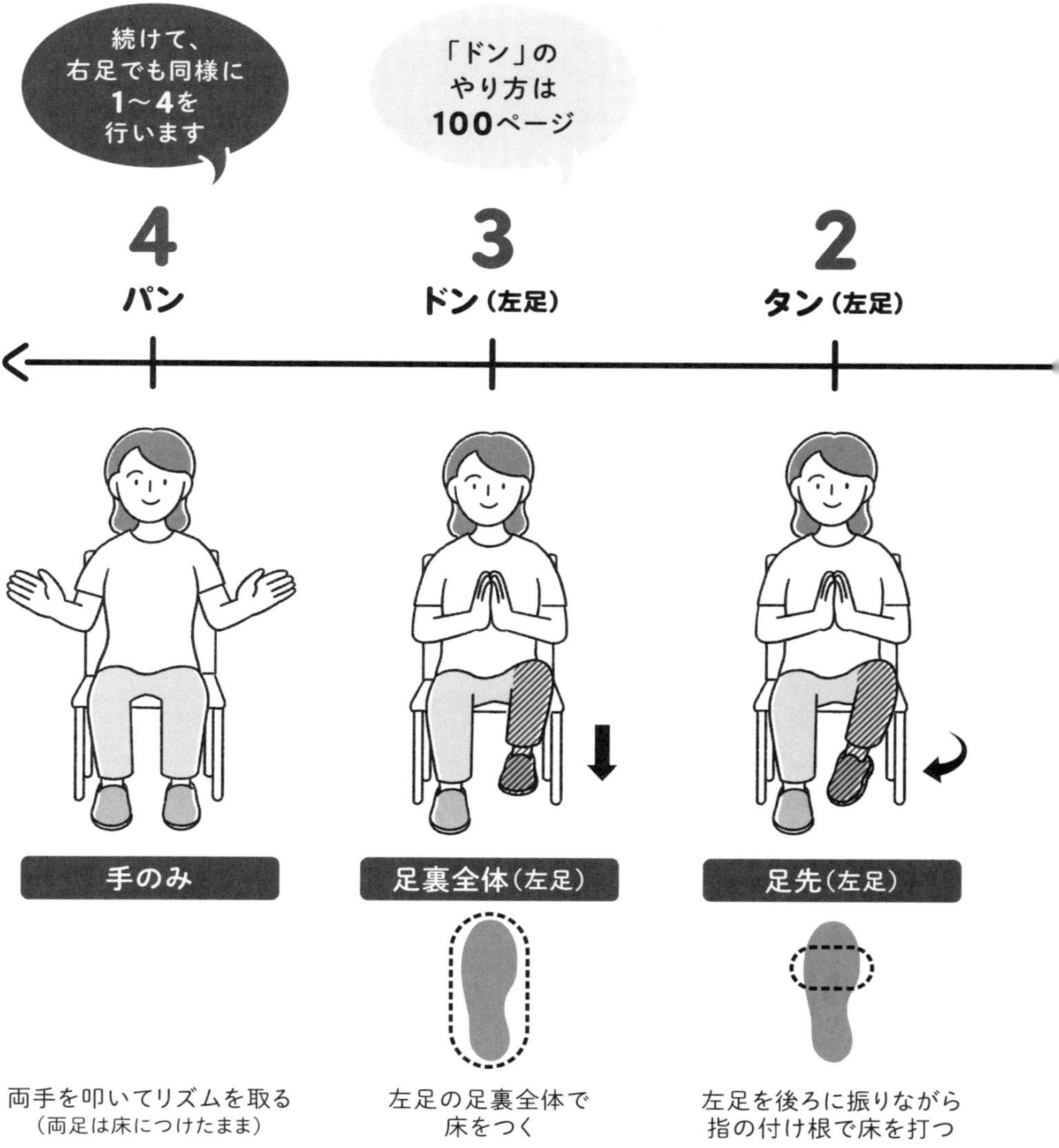

動画でチェック！

最初の1拍で左足を前に振る「タン」→次の1拍で左足を後ろに振る「タン」→さらに次の1拍は左足全体で床をつく「ドン」→最後の1拍では足踏みは行わずに手を叩きます。
右足でも同じ要領で「タン→タン→ドン→パン」を1セット行い、さらに左足・右足でもう1セットずつ行います。

P96の1、P97の2

「タン」の左足の動きを詳しく見てみましょう

★右足でも同様に行ってください

前に
足を振る

左足のひざ下を前に振り、足裏の指の付け根部分で床を「タン」と打ち、最後にひざをまっすぐ伸ばします。

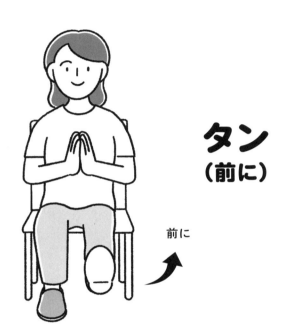

タン
（前に）

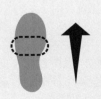

足を前に振る際に、足裏の指の付け根部分で床を打ちます。

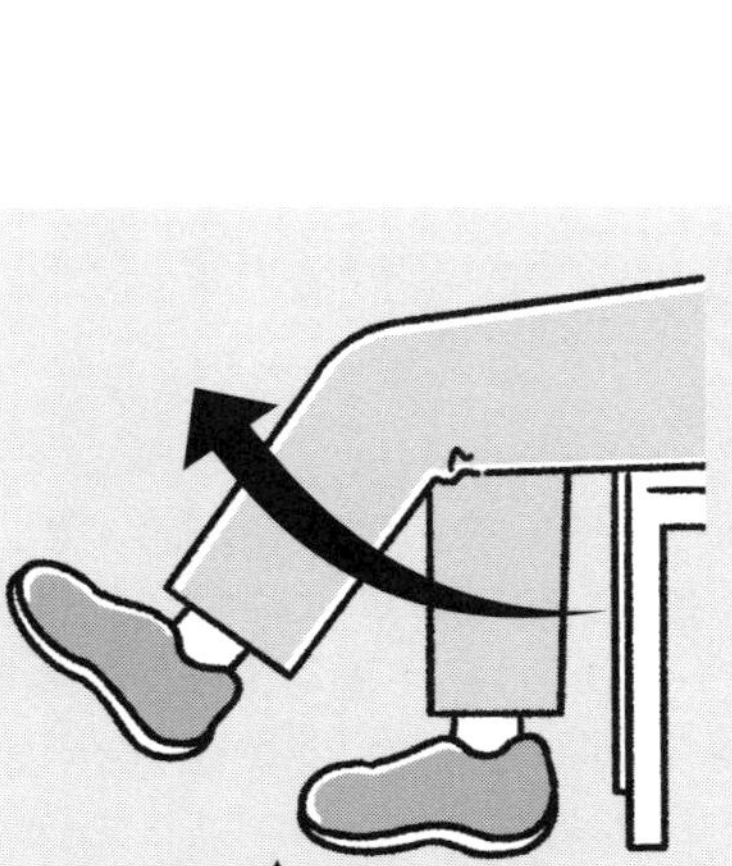

床を「タン」と打つ

足の動き
横から
見たところ

足を持ち上げ、足裏を床から浮かせたままで足を前後に振るときに、足裏の指の付け根部分で床を打ちます。4拍めの「パン」に備えて、両手は胸の前で軽く合わせます。

後ろに足を振る

まっすぐ伸ばした左足のひざを曲げて足を後ろに振り、足裏の指の付け根部分で床を「タン」と打ちます。

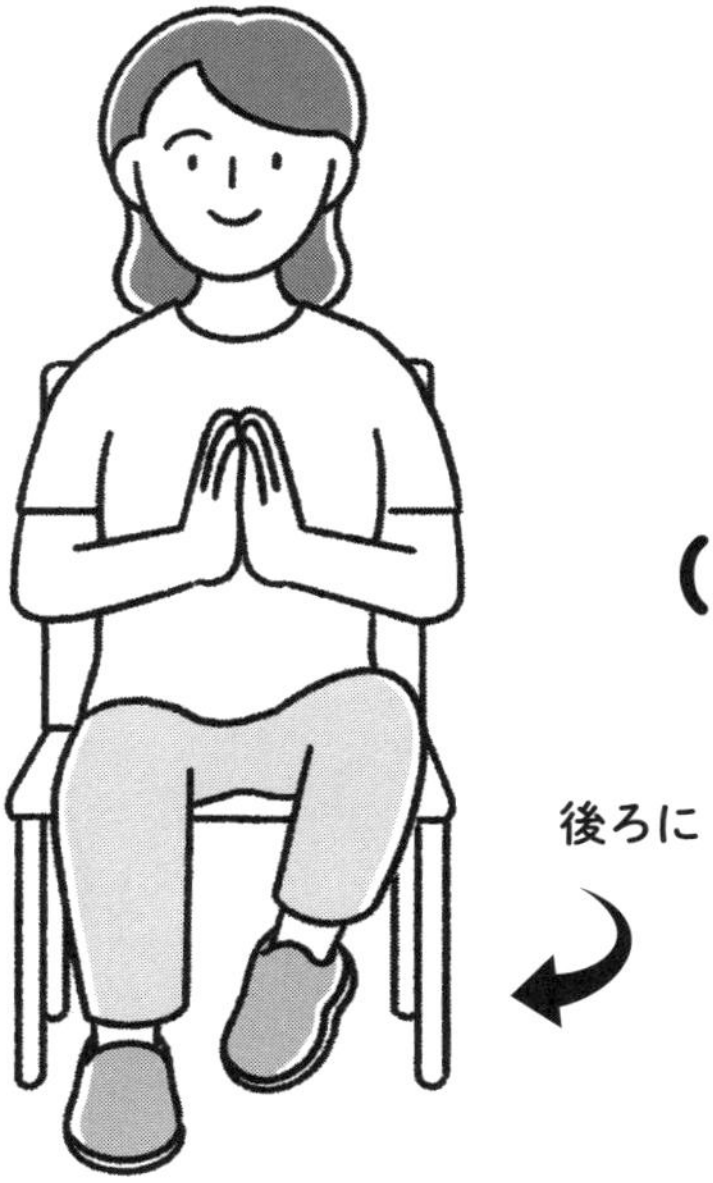

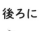

タン（後ろに）

足の動き
横から見たところ

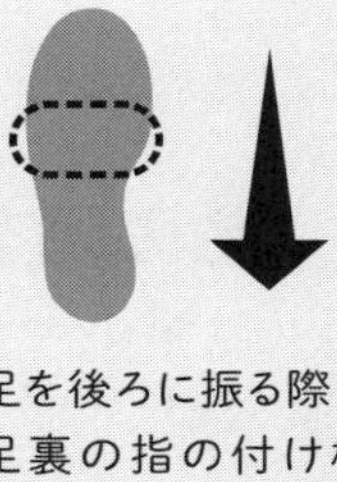

足を後ろに振る際に、足裏の指の付け根部分で床を打ちます。

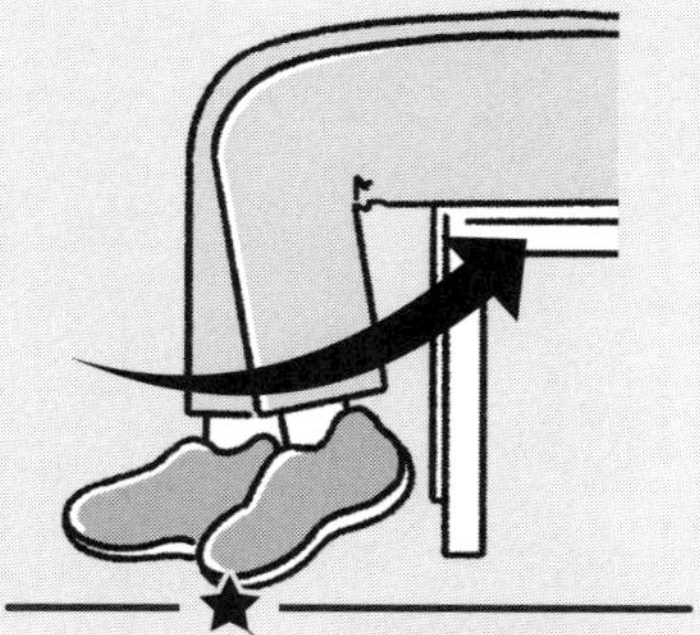

P97の3

「ドン」の左足の動きを詳しく見てみましょう

★右足でも同様に行ってください

足を上げる

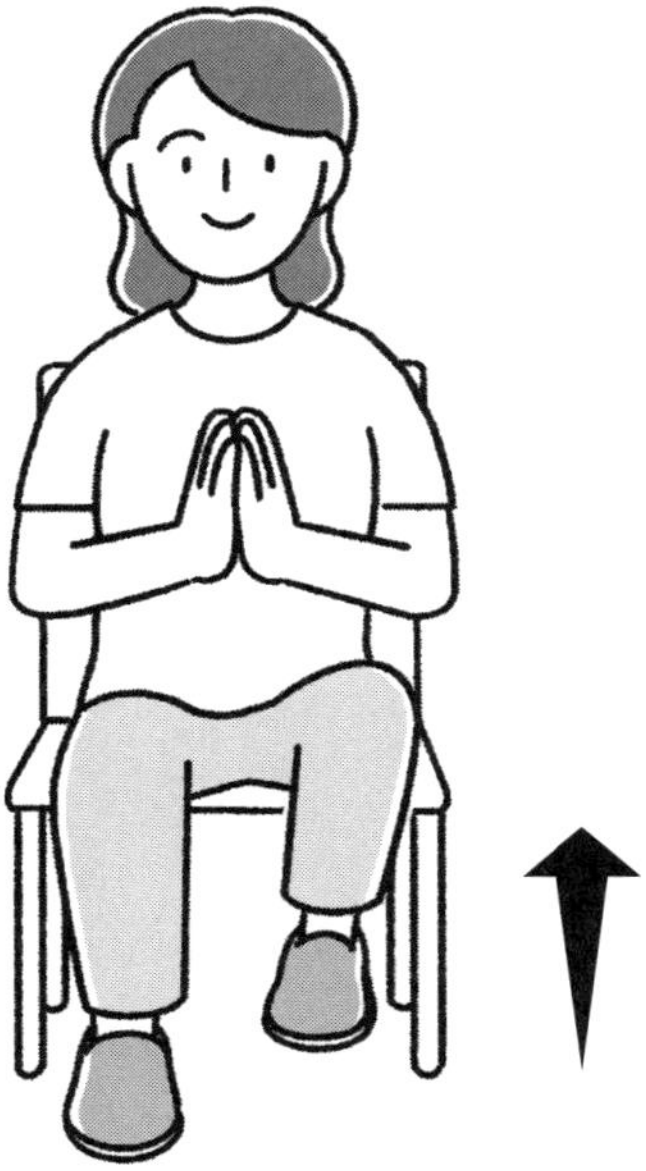

左足を床から10センチメートルくらいの高さまで持ち上げます。

足の動き

横から見たところ

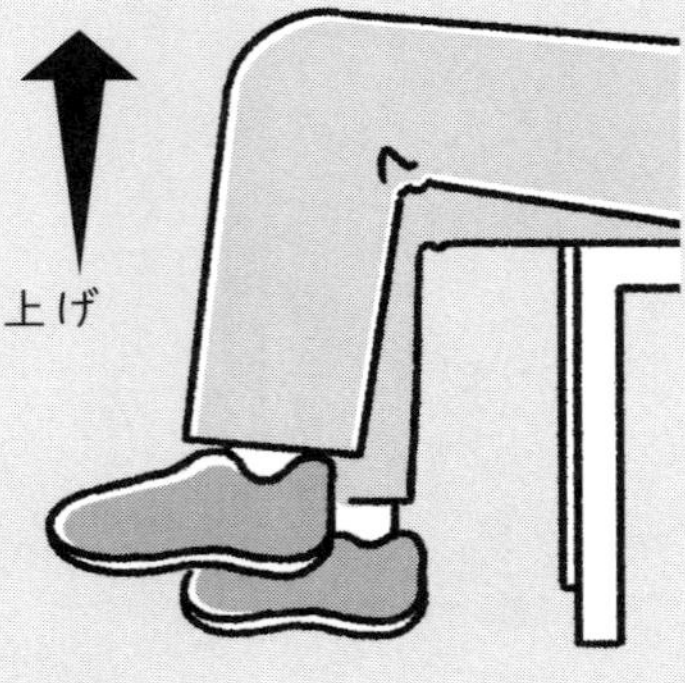

足全体を持ち上げます。

足を高く持ち上げた後、足裏全体で床をつく動作が「ドン」です。手を使わないステップなので、4拍めの「パン」に備えて、両手は胸の前で軽く合わせます。

足裏全体で「ドン」

左足の足裏全体を、床にできるだけ垂直に「ドン」と床につきます。「ドン」と同時に、4拍目の「パン」に備えて手を開きます。

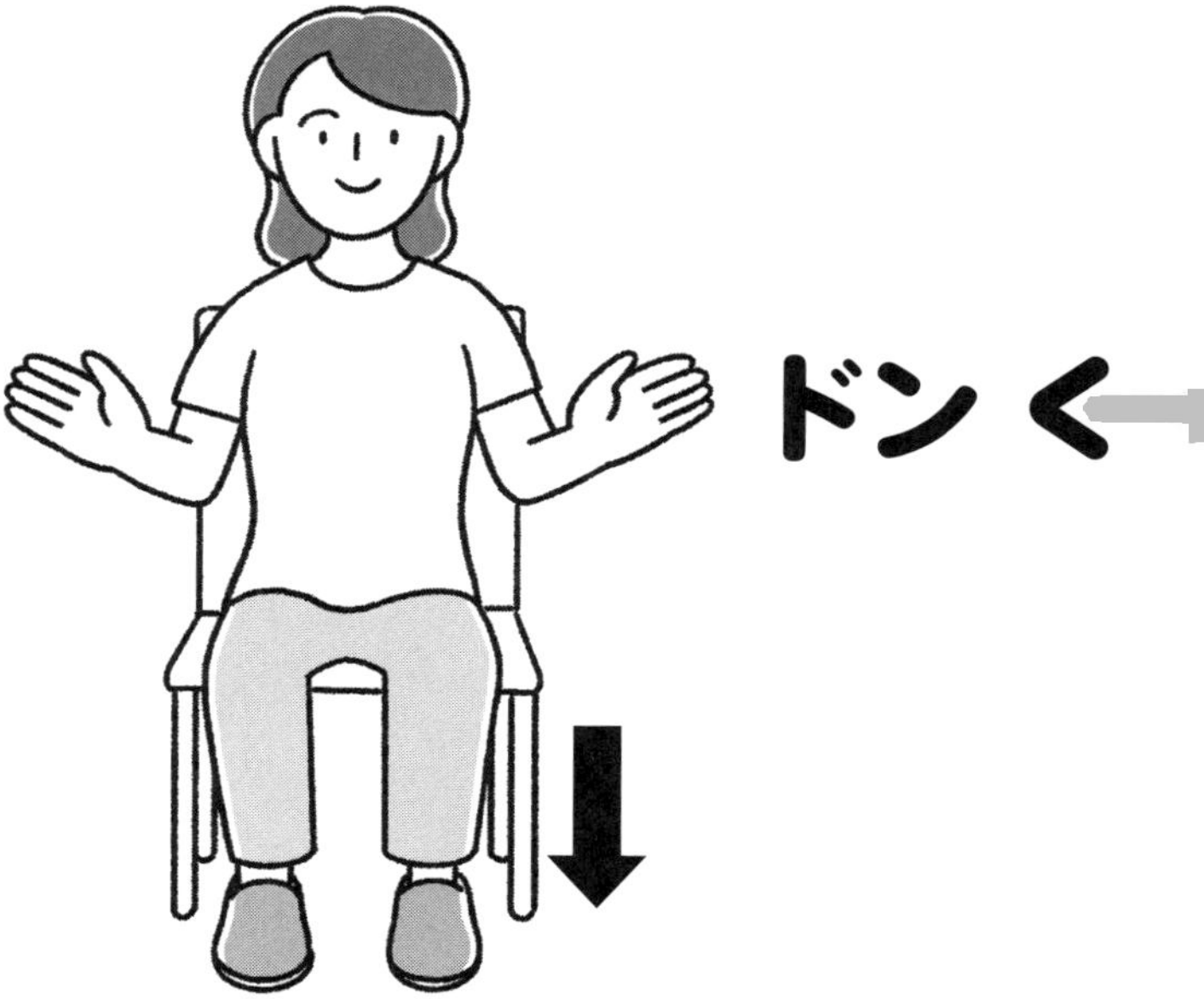

足の動き
横から見たところ

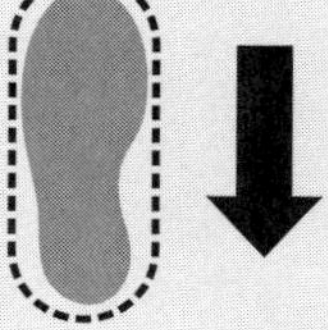

足裏全体で床を「ドン」とつきます。

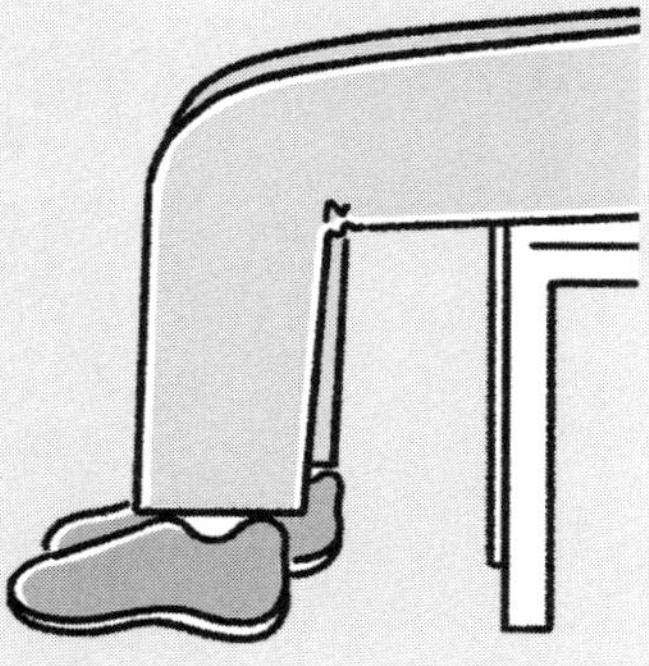

こうなると効果が薄れる！

1 「タン」をかかとでやっている

「タン」は、足を振りながら足裏の指の付け根部分で床を打つ動作です。間違えてかかと部分で床を打つと、正しくやっている場合と比べて、筋肉への刺激の度合いが弱くなってしまいます。

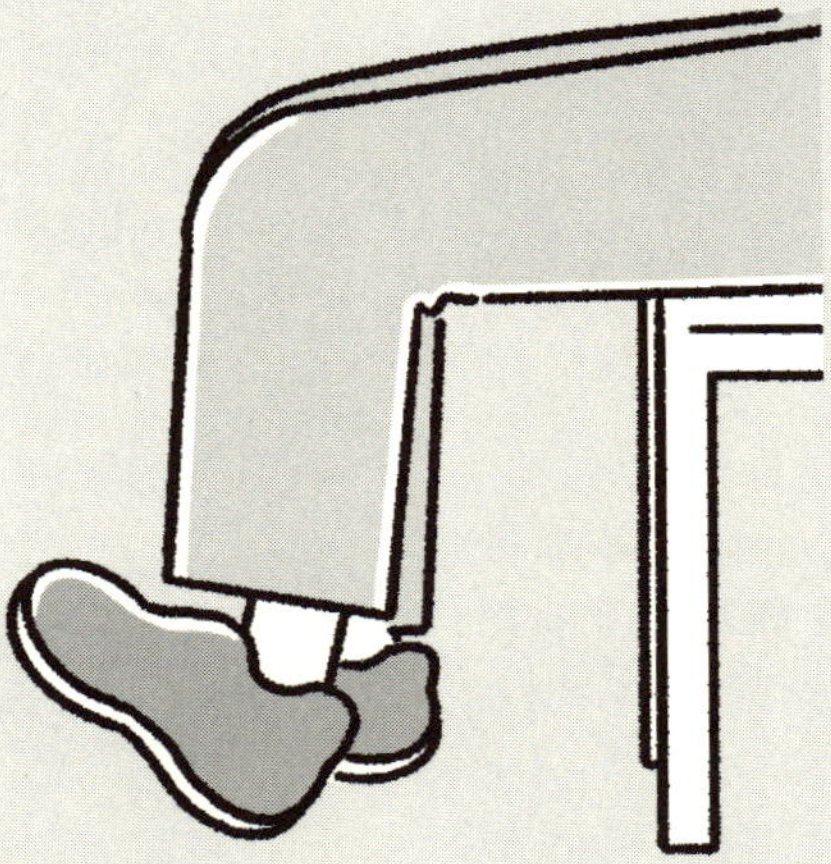

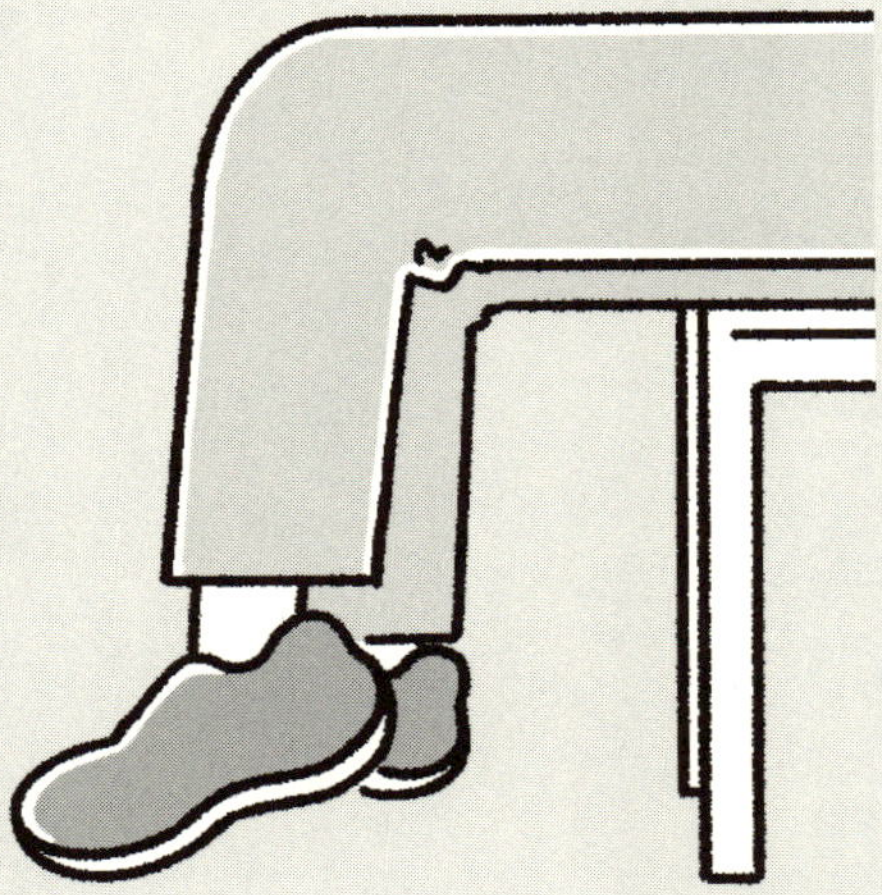

2 「ドン」をつま先でやっている

「ドン」は、足裏全体で床をつく動作です。ただ、足裏の指の付け根部分で床を打つ「タン」の後に行うとなると、「ドン」までをつま先のほうで行いがちになります。それでは、「ドン」の動きで本来得られるはずの健康効果が得られません。

3 ひざが伸びていない

足を前に振りながらの「タン」をした最後に、ひざをまっすぐ伸ばすことはとても重要です。それによって、太ももの前面の筋肉・すねの前面の筋肉が刺激され、ひざ痛の改善や予防の効果を生み出します。

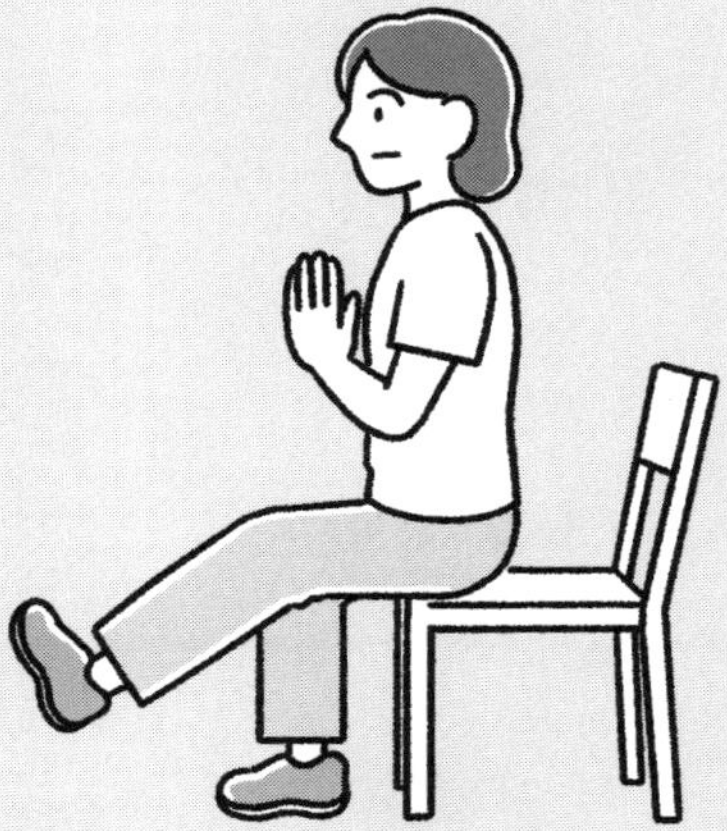

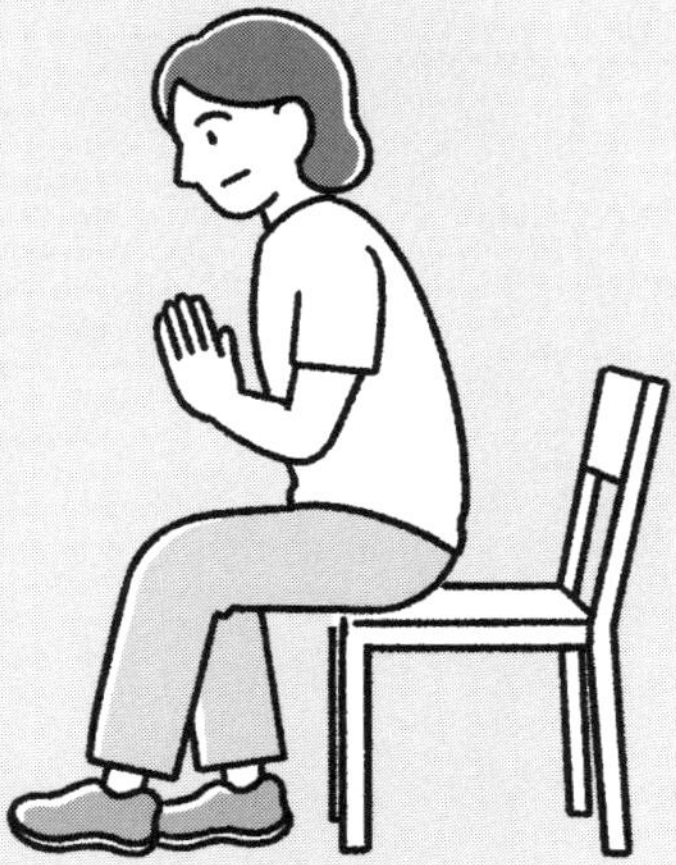

4 動きが小さい

動きが小さいと、ターゲットにしている筋肉への刺激が小さくなるため、ひざ痛・足のむくみ・転倒などの予防効果が減ってしまいます。疲れてきたら、ペース（リズム）をゆっくりにして、足を大きく動かしましょう。

5 背もたれに寄りかかっている

イスの背もたれに寄りかかっていると、「タン」で床を打てないことがありますし、「ドン」の力強さが失われることもあります。すると当然、健康効果は損なわれてしまうので、正しい基本姿勢をキープしながら行いましょう。

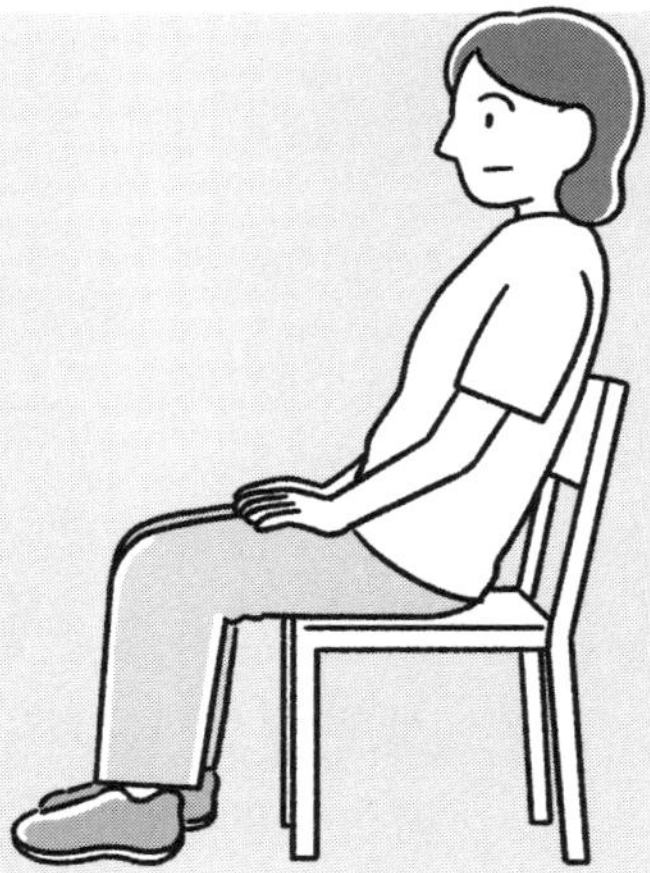

すごい足踏み

通常編

2

かかとトントン

「すごい足踏み」の
5種類ある基本動作のうち、
「トン」と「パタン」を
組み合わせた連続ステップです。

「トン」の
やり方は
106ページ

「基本姿勢」の
とり方は
63ページ

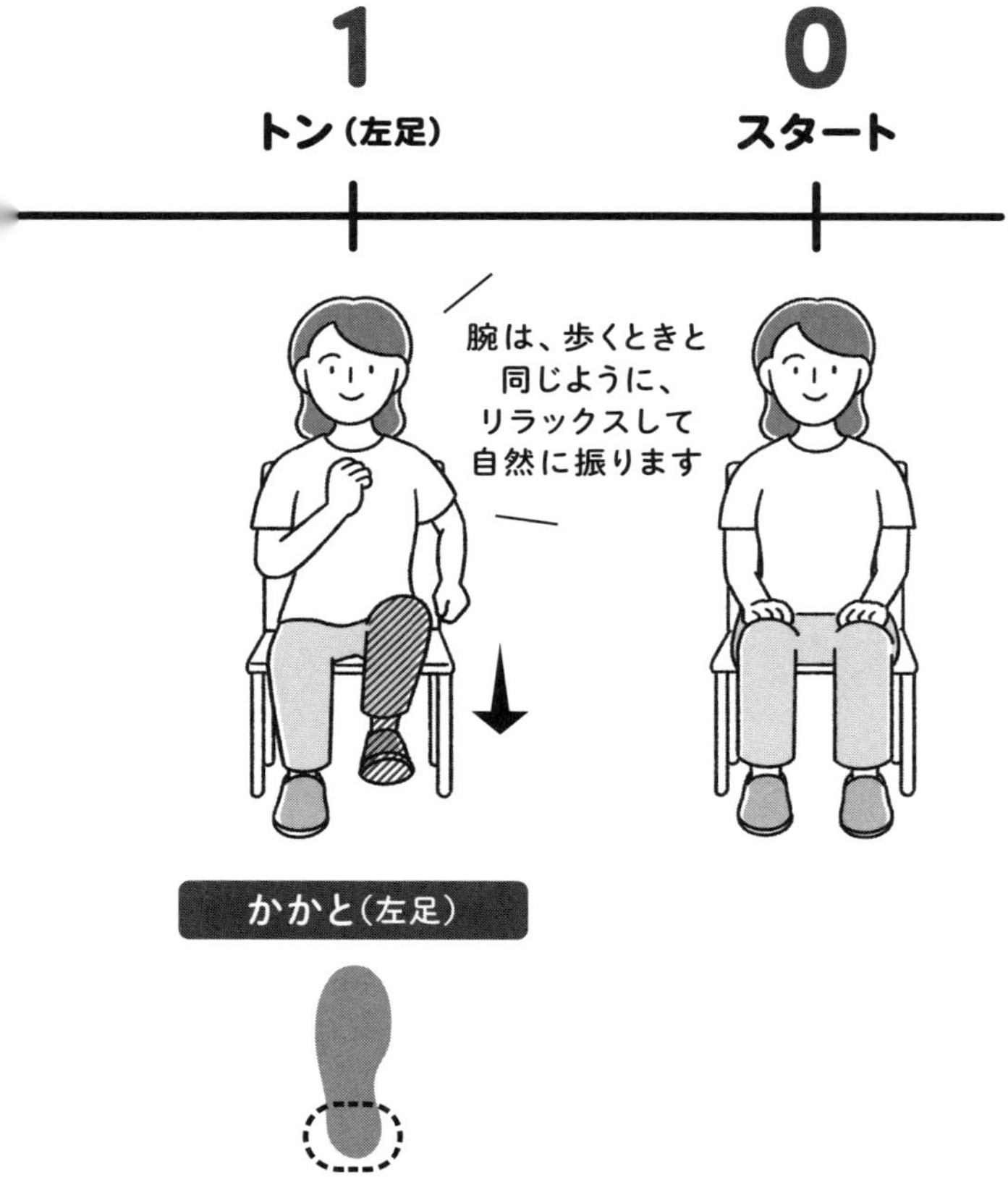

左足のかかとで床をつく
（前に出した右腕を
後ろに振りながら）

［トン・トン・パタン・パタン］

およそ1分くり返すことからスタート

慣れてきたら、長く続けてみましょう

「パタン」の
やり方は
108ページ

2
トン（右足）

3
パタン（左足）

4
パタン（右足）

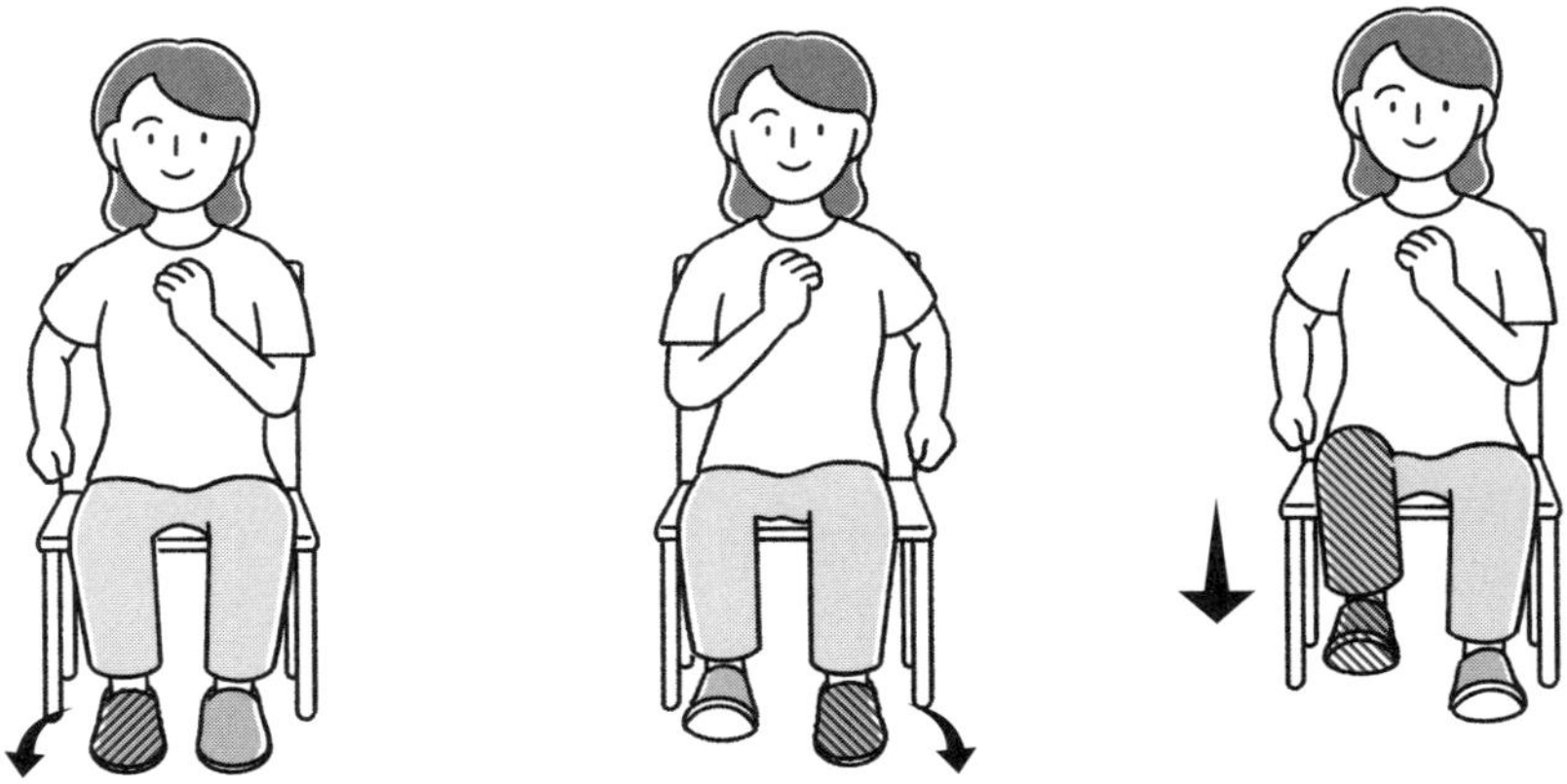

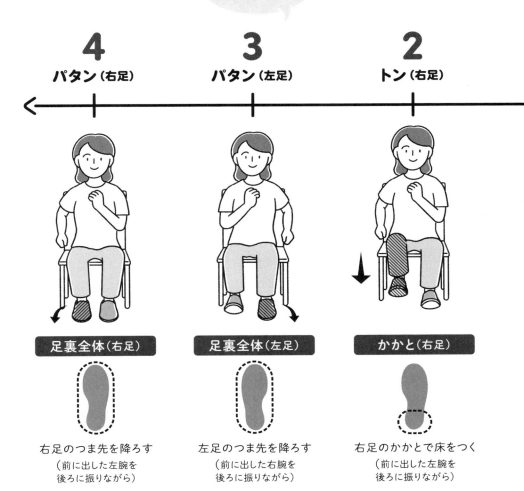

かかと（右足）
右足のかかとで床をつく
（前に出した左腕を
後ろに振りながら）

足裏全体（左足）
左足のつま先を降ろす
（前に出した右腕を
後ろに振りながら）

足裏全体（右足）
右足のつま先を降ろす
（前に出した左腕を
後ろに振りながら）

動画でチェック！

最初の1拍で左足のかかとで床を「トン」→次の1拍で右足のかかとで床を「トン」→さらに次の1拍で左足のつま先を「パタン」と降ろし→最後の1拍で右足のつま先を「パタン」と降ろします。両腕は、そのリズムに合わせて、普通に歩くときと同じように前後に振りましょう。

P104の1

「トン」の左足の動きを詳しく見てみましょう

★右足でも同様に行ってください

足を上げる

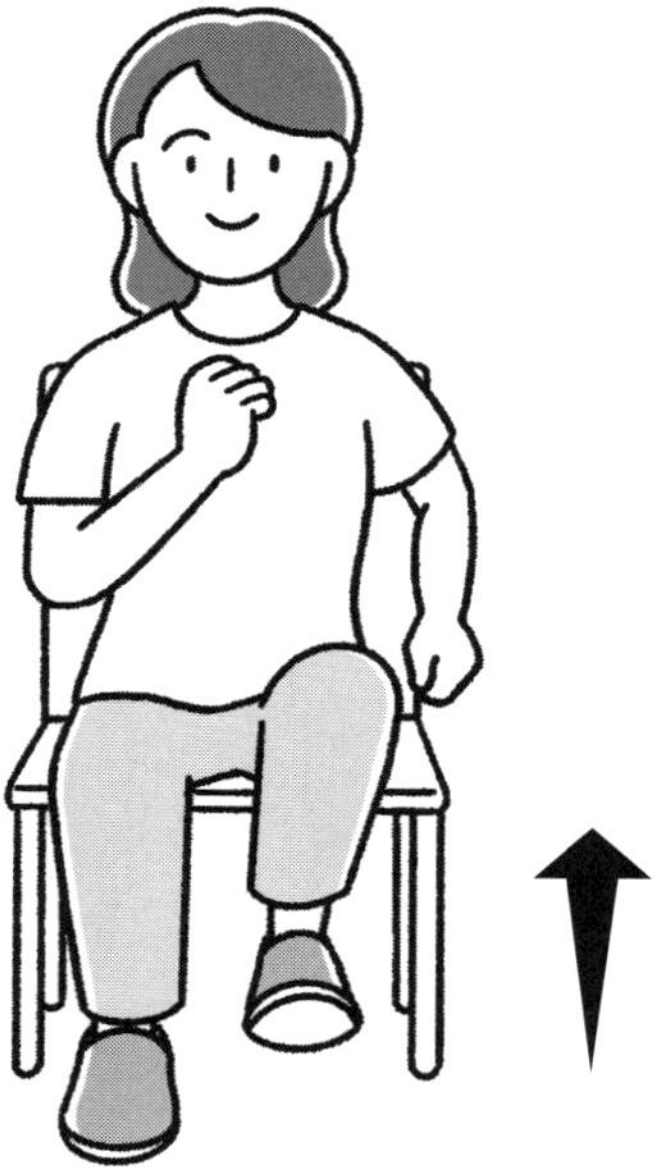

左足を床から10センチメートルくらいの高さまで持ち上げます。このとき、右腕を前に、左腕を後ろに振ります。

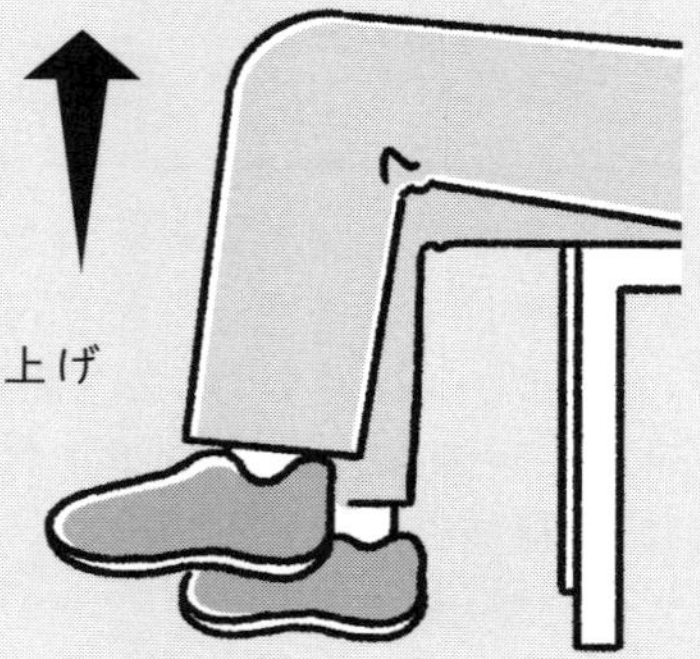

足全体を持ち上げます。

足の動き

横から見たところ

足を高くあげ、かかとだけで床をつく動作が「トン」です。左足で「トン」をするときは右腕を大きく振り、右足で「トン」をするときは左腕を振るのが自然な動きです。腕を振りながら行うのが難しい場合は、まずは足を動かすだけでOK。足の動きに慣れてきたら、リラックスして腕を振りましょう。

かかとで「トン」

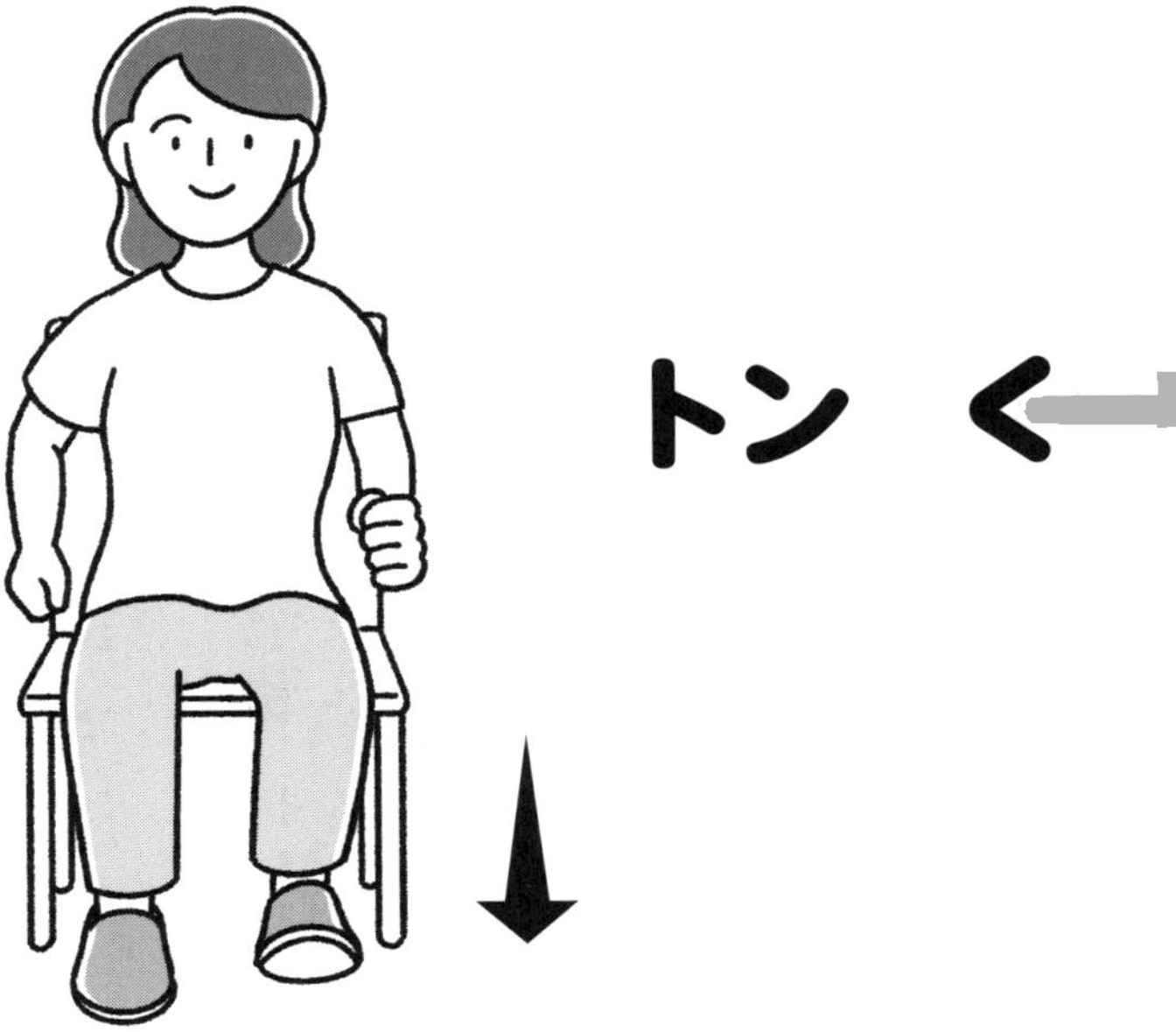

左足のつま先を上に向けつつ、かかと部分だけを床に「トン」とつきます。このとき、右腕を後ろに、左腕を前に振ります。

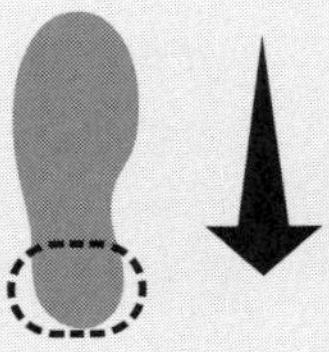

かかとで床を「トン」とつきます。つま先が床につかないように注意。

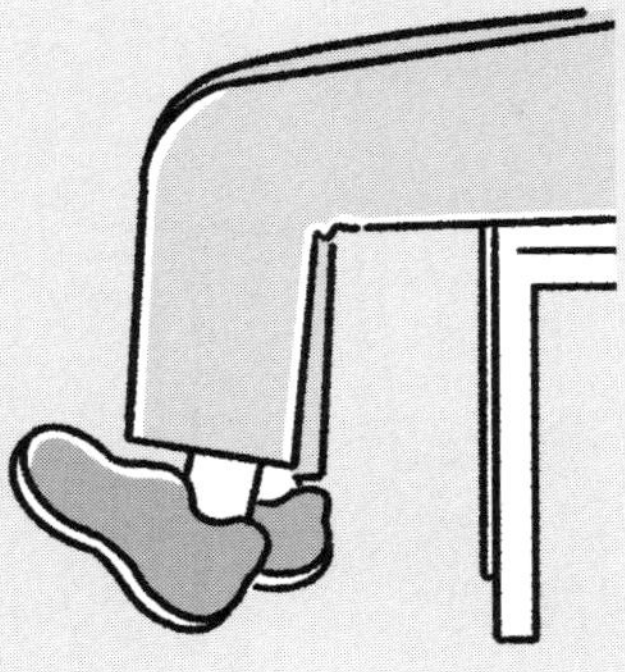

足の動き
横から見たところ

P105の3

「パタン」の左足の動きを詳しく見てみましょう

★右足でも同様に行ってください

かかとを
床に
つける

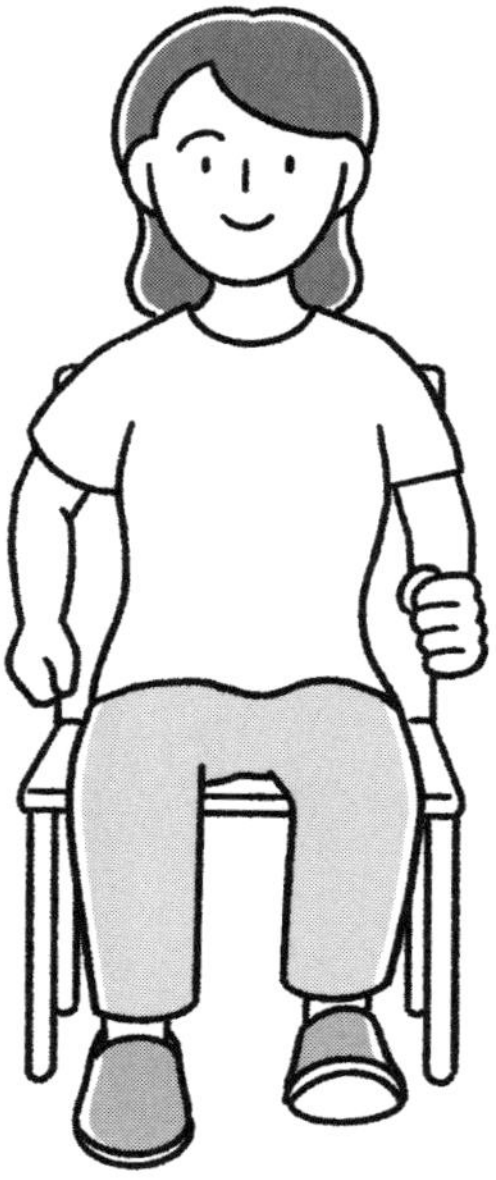

「トン」の後に行うので、「かかとだけを床につけて、つま先をできるだけ高く上げた状態」をキープしていればOK。

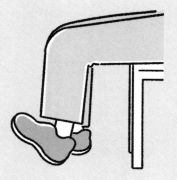

足の動き
横から
見たところ

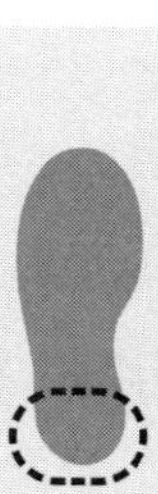

かかとだけを床につけ、つま先を高く上げる

かかとを床につけた状態から、床を叩くようにつま先を降ろします。左足のときは右腕を前に向かって振り、右足のときは左腕を前に向かって振るのが自然な動きです。腕を振りながら行うのが難しい場合は、まずは足を動かすだけでOK。足の動きに慣れてきたら、リラックスして腕を振りましょう。

つま先を下げる

左足のつま先で床を叩くように「パタン」と降ろします。このとき、右腕を後ろに、左腕を前に振ります。

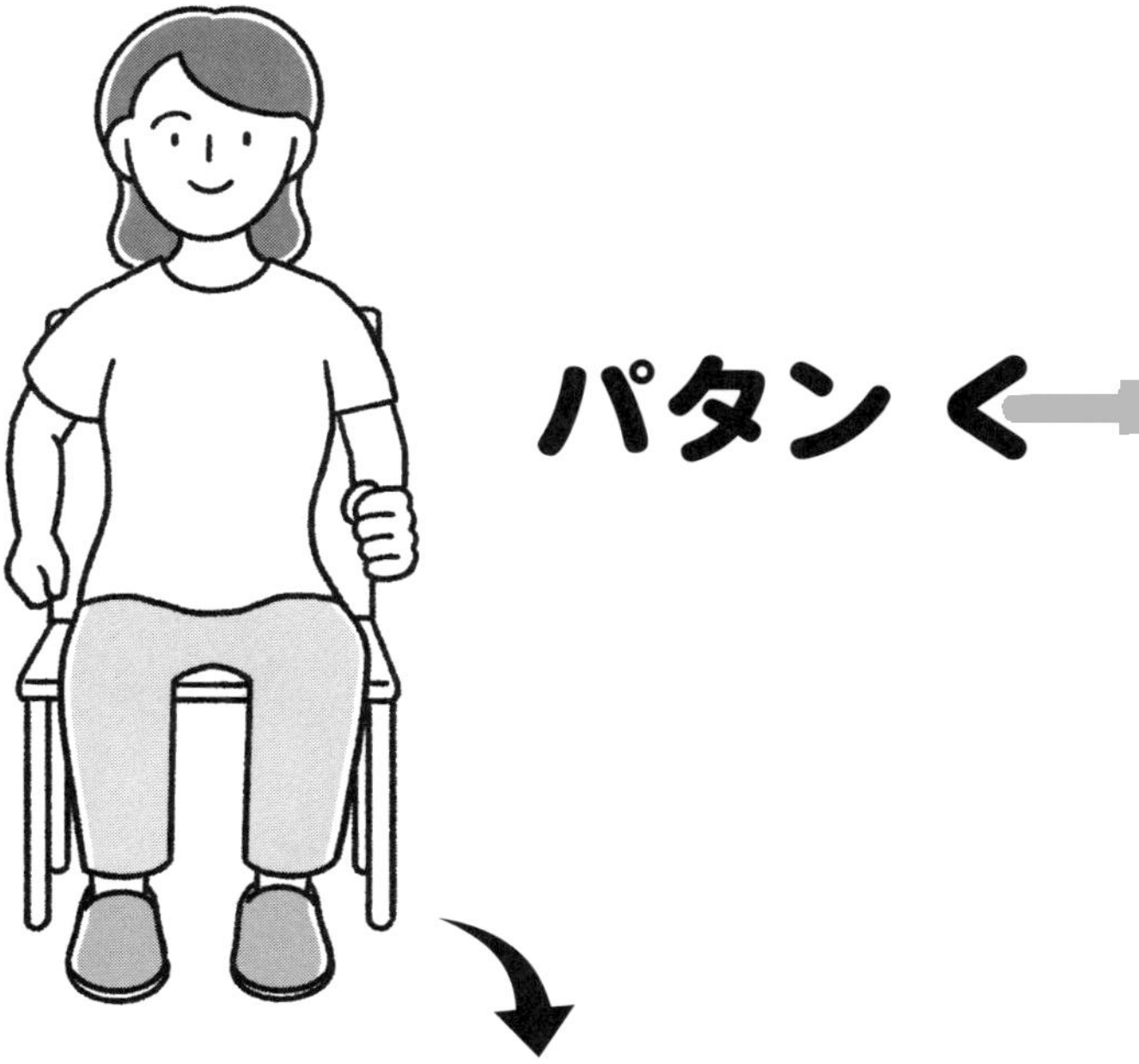

足の動き
横から見たところ

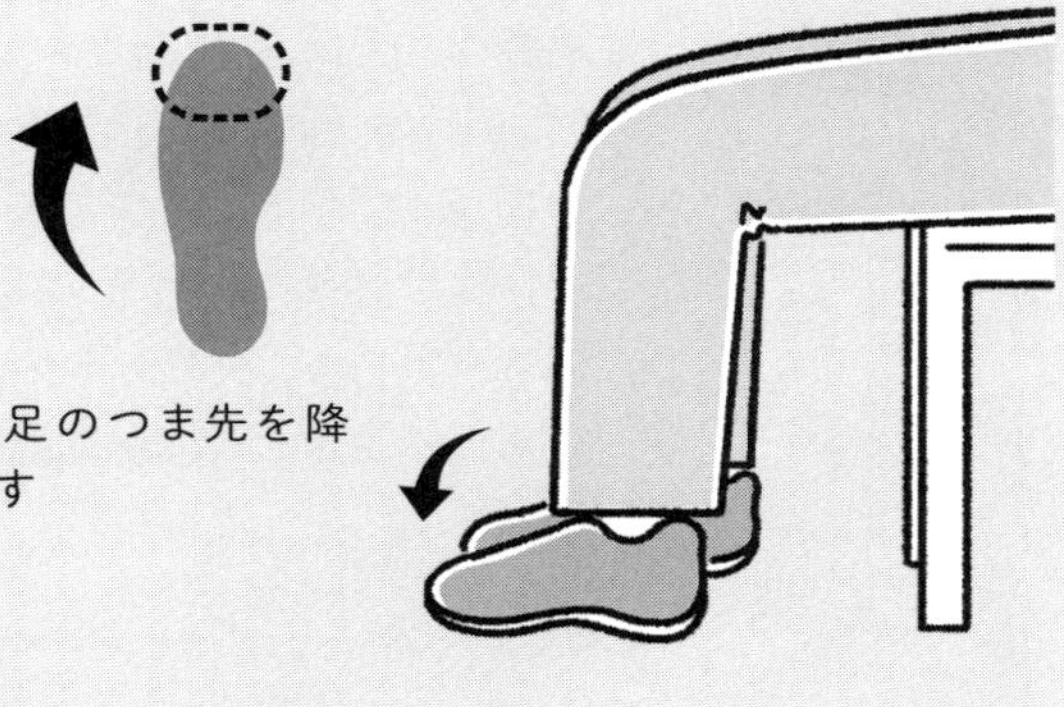

左足のつま先を降ろす

こうなると効果が薄れる！

1 「トン」をつま先でやっている

「トン」は、かかとだけで床をつく動作です。にもかかわらず、間違えてつま先で床をつく動きをしてしまうと、「トン」の動きで本来なら刺激できる筋肉や骨の代謝を活性化できません。

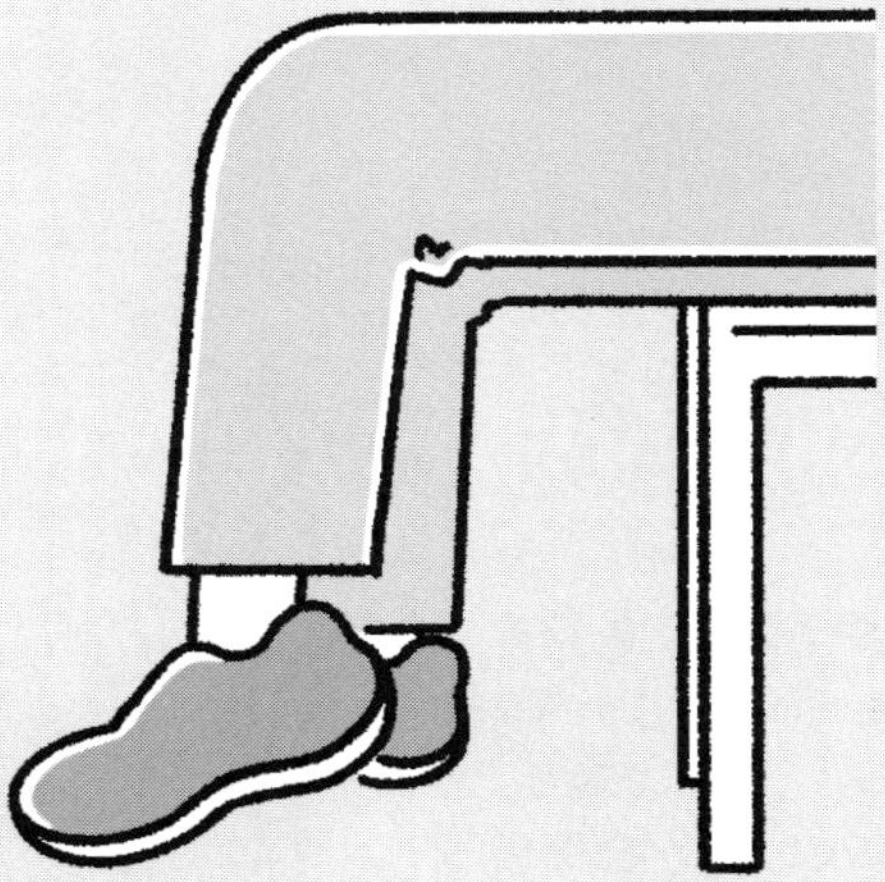

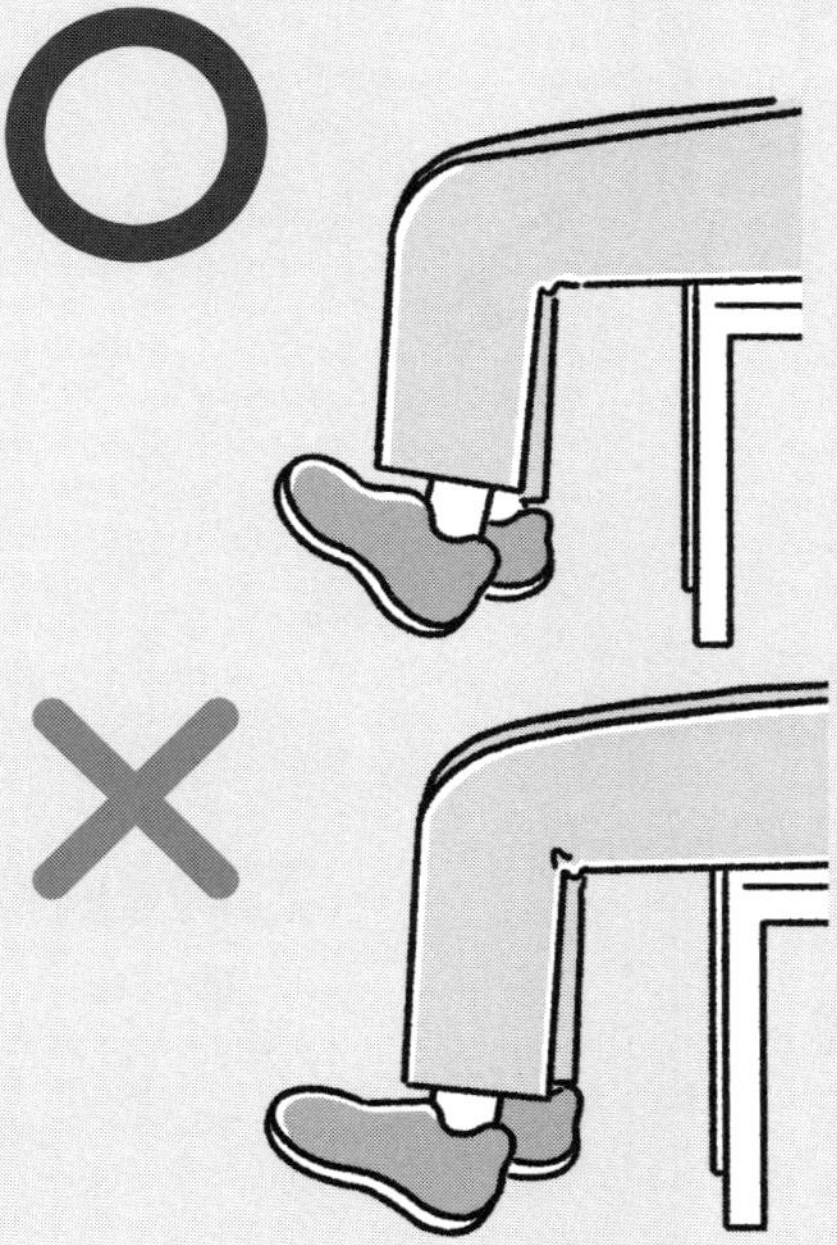

2 「トン」の後、つま先を下げている

「トン」でかかとを床についた後は、そのまま足全体に適度な力を入れておきましょう。そうすれば、「かかとだけを床につけて、つま先をできるだけ高く上げた状態」をキープでき、次の「パタン」をスムーズかつ正確に行えます。

3 背もたれに寄りかかっている

イスの背もたれに寄りかかっていると、「トン」も「パタン」もうまくできないはずです。特に「トン」では、かかとで床をつくときの衝撃が弱くなります。すると、「トン」の狙いの1つである「骨に衝撃・刺激を与えて強くする」という効果が薄れてしまいます。

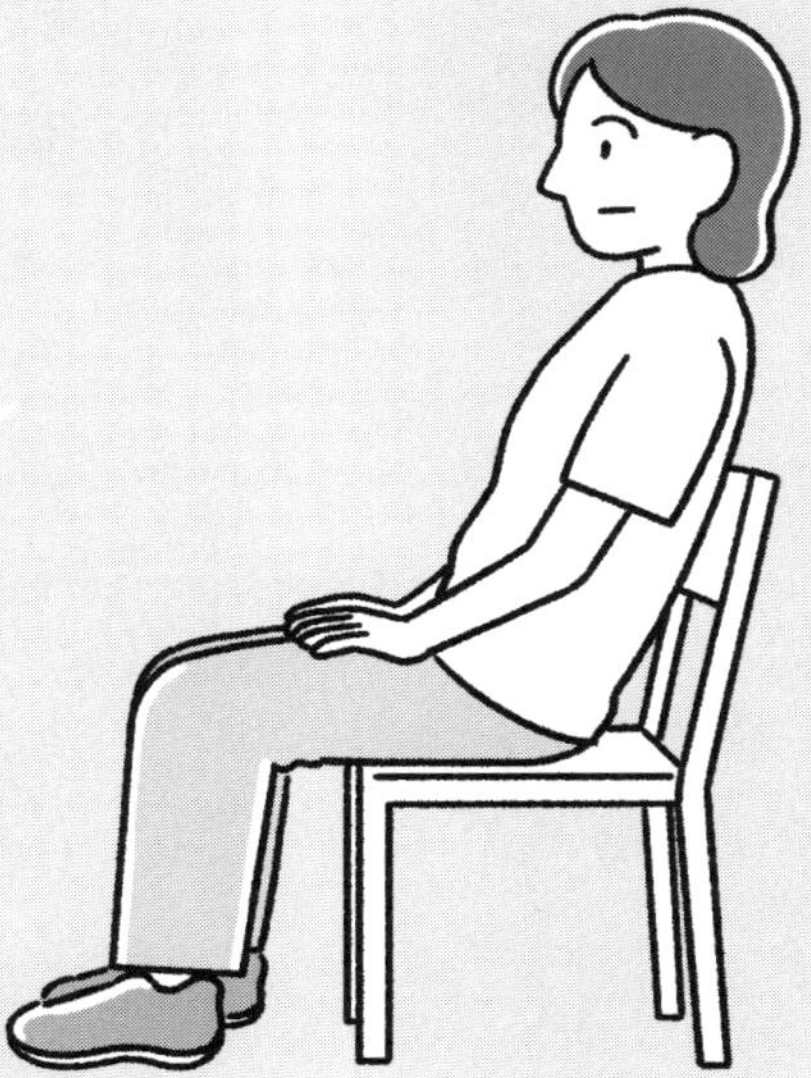

4 ひざの角度が90度になっていない

ひざの角度が小さすぎる（ひざを曲げすぎた状態になっている）と、かかとで床をつく「トン」も、つま先を勢いよく床に降ろす「パタン」も、きちんと行えません。ひざの角度が大きすぎる（足を前に投げ出した状態になっている）ときも、「パタン」をしっかり行えません。

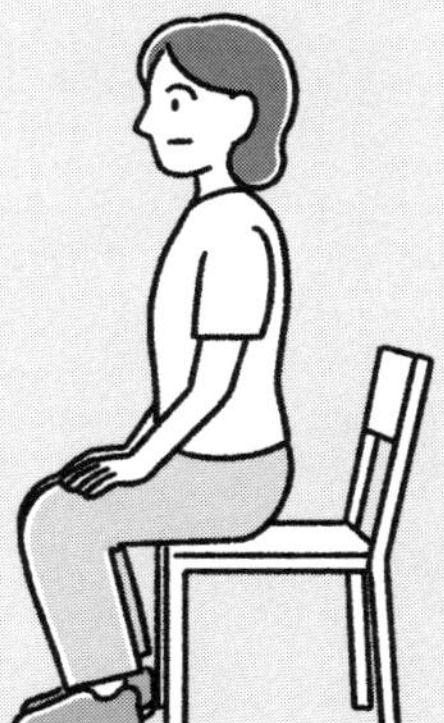

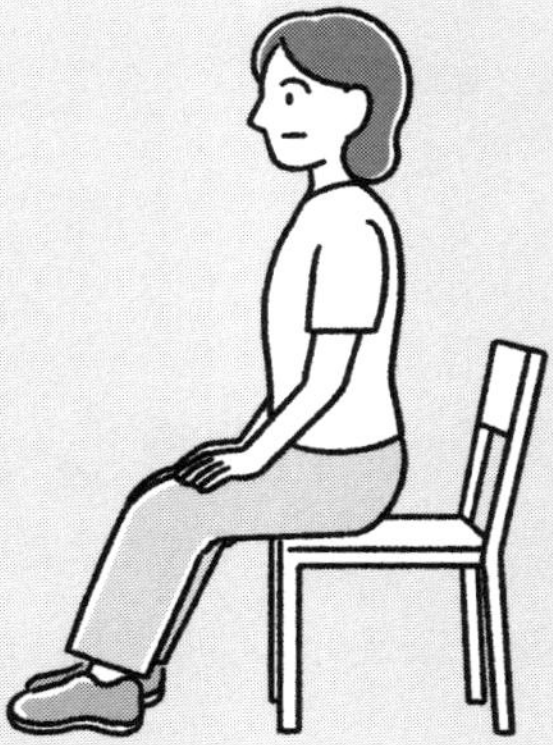

すごい足踏み

通常編

3

両足床ドン

「すごい足踏み」の5種類ある基本動作のうち、「パカ」と「ドン」を組み合わせた連続ステップです。

「基本姿勢」のとり方は63ページ

0

スタート

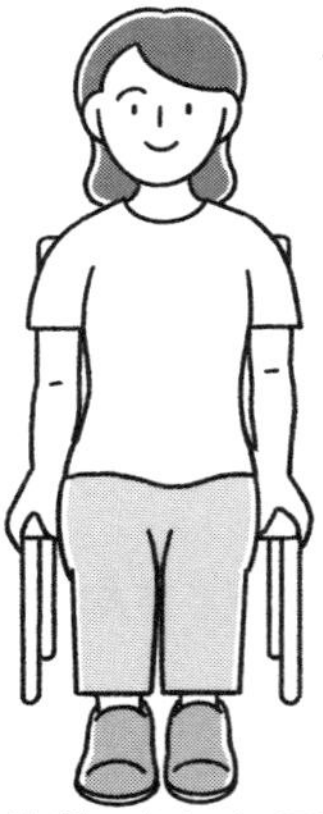

両手でイスの座面をつかみます

「基本姿勢」をとり、両手でイスの座面の横をつかんで上半身を安定させます。

「片足パカ」のやり方は114ページ

1

パカ（左足）

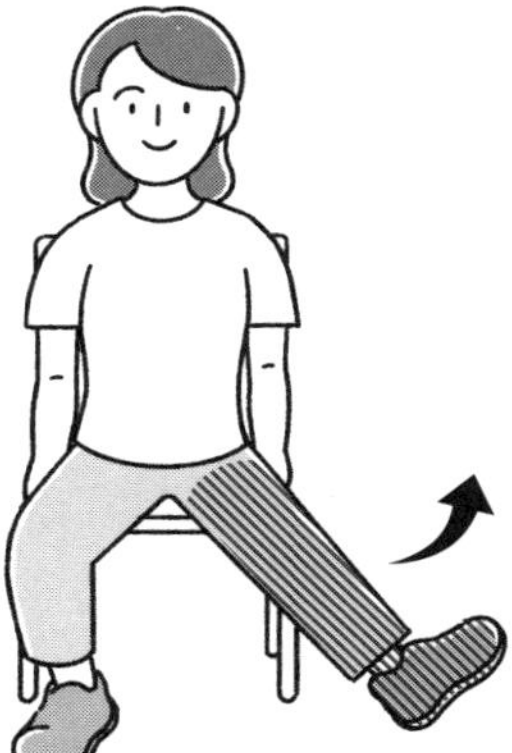

かかと（左足）

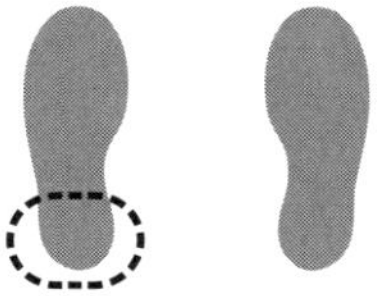

左足を開き、かかとを床につける

［パカ・パカ・シュッ・ドン］

およそ1分くり返すことからスタート

慣れてきたら、長く続けてみましょう

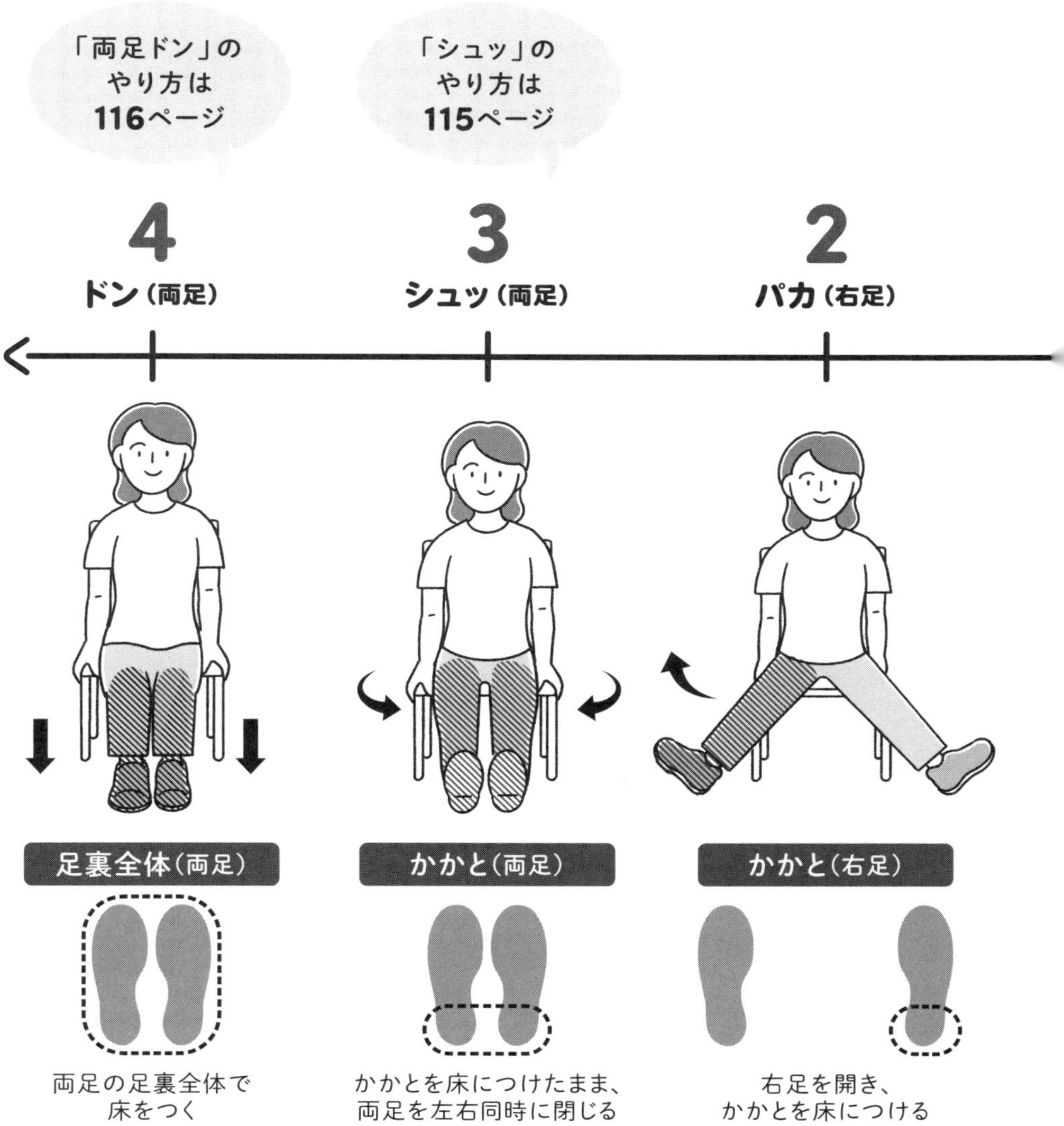

「両足ドン」のやり方は116ページ
「シュッ」のやり方は115ページ
2
パカ（右足）
かかと（右足）
右足を開き、
かかとを床につける
3
シュッ（両足）
かかと（両足）
かかとを床につけたまま、
両足を左右同時に閉じる
4
ドン（両足）
足裏全体（両足）
両足の足裏全体で
床をつく

動画でチェック！

最初の1拍で左足を斜め前へ伸ばして「パカ」と開く→次の1拍で右足を斜め前へ伸ばして「パカ」と開く→さらに次の1拍で両足を同時に「シュッ」っと閉じる→最後の1拍で両足同時に「ドン」と床をつきます。両腕を振る必要はないので、手はイスの座面を持つなどして、上半身を安定させます。

P112の1、P113の2
P113の3

「片足パカ」と「シュッ」の動きを詳しく見てみましょう

パカ（右）　パカ（左）

左→右の順に足を開く

ひざをまっすぐ伸ばし、外側の斜め前に向かって左→右の順に足を投げ出します。床につけるのは、かかとの部分だけです。

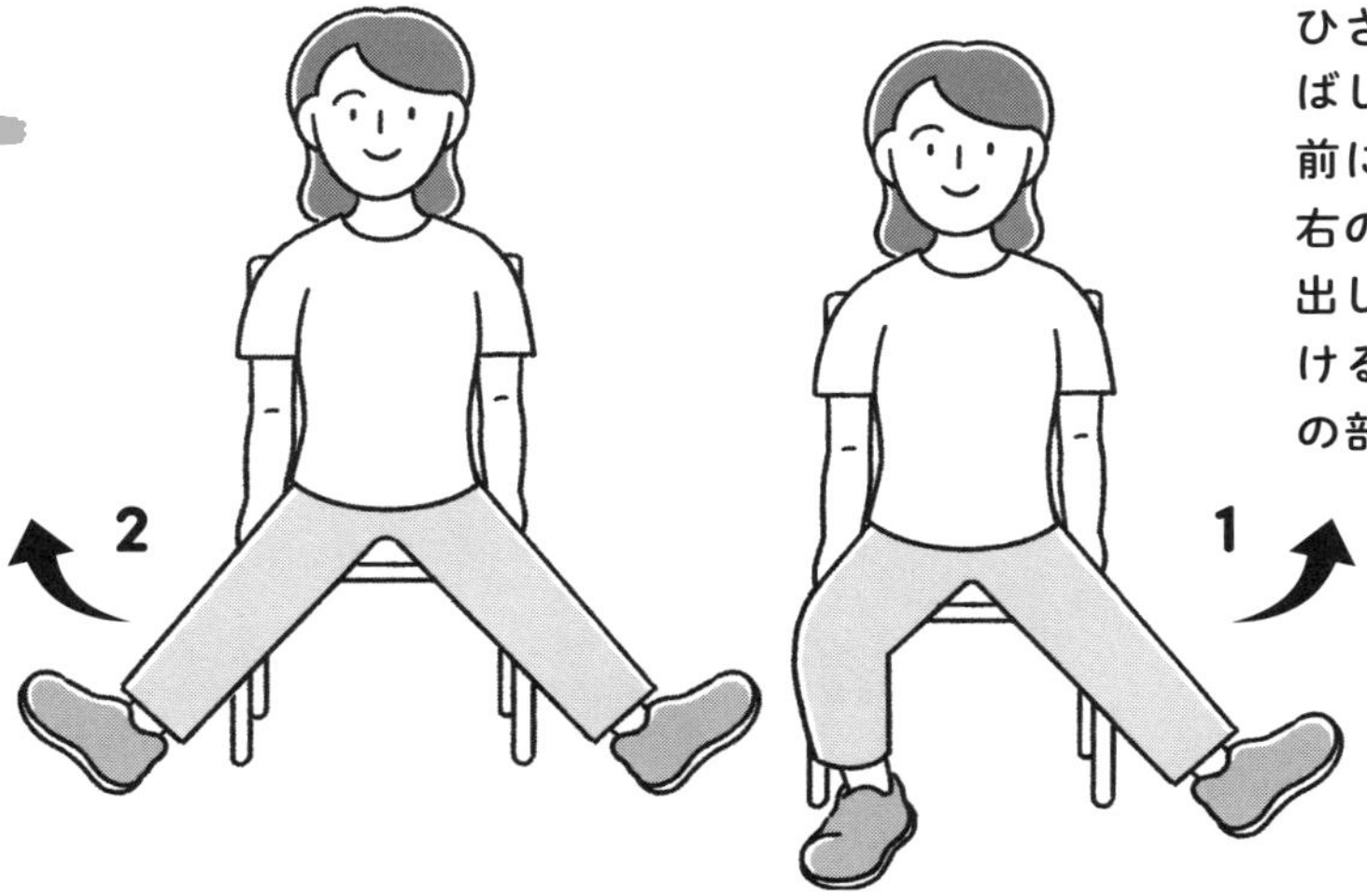

足の動き

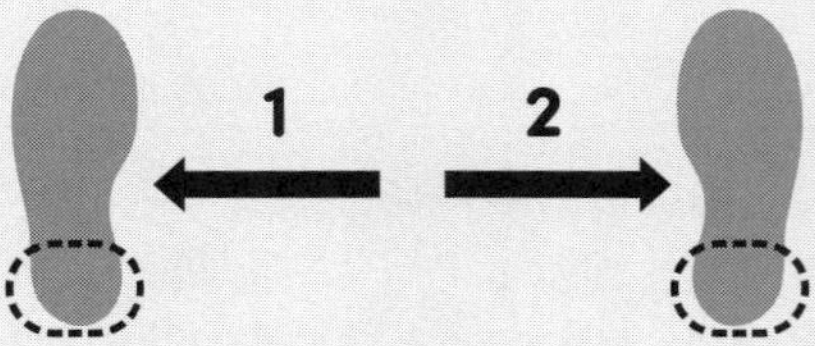

足を左→右の順に開き、かかとだけを床につけます。

「パカ」（92ページ参照）とは異なり、「片足パカ」では左右の足を順に斜め前へ伸ばしながら開き、同時に閉じる動作です。

両足を閉じる

ひざをまっすぐ伸ばしたまま、かかとを滑らせるように動かし、左右の足を同時に閉じます。

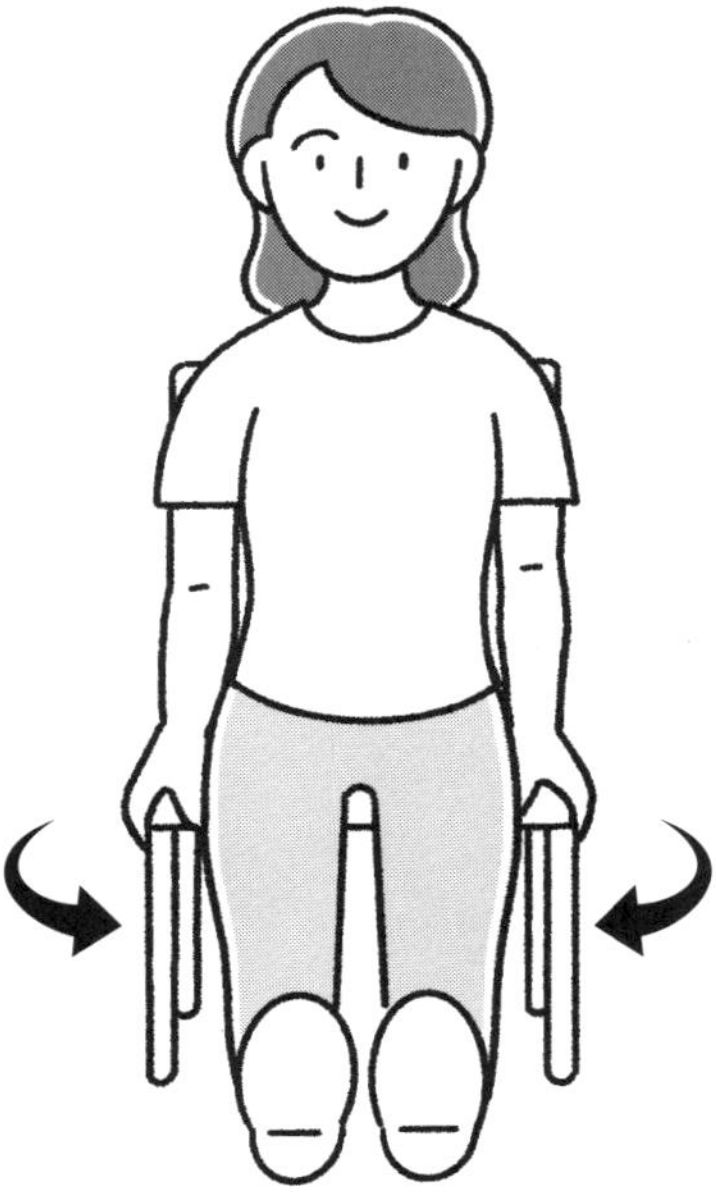

シュッ

足の動き

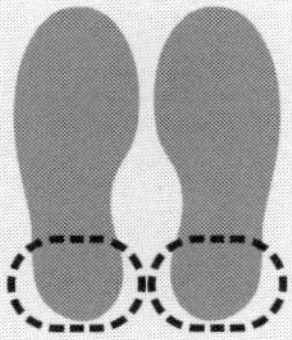

両足のかかとをつけたままスライドさせ、左右に開いた足を閉じます。

P113の4

「両足ドン」の動きを詳しく見てみましょう

両足を上げる

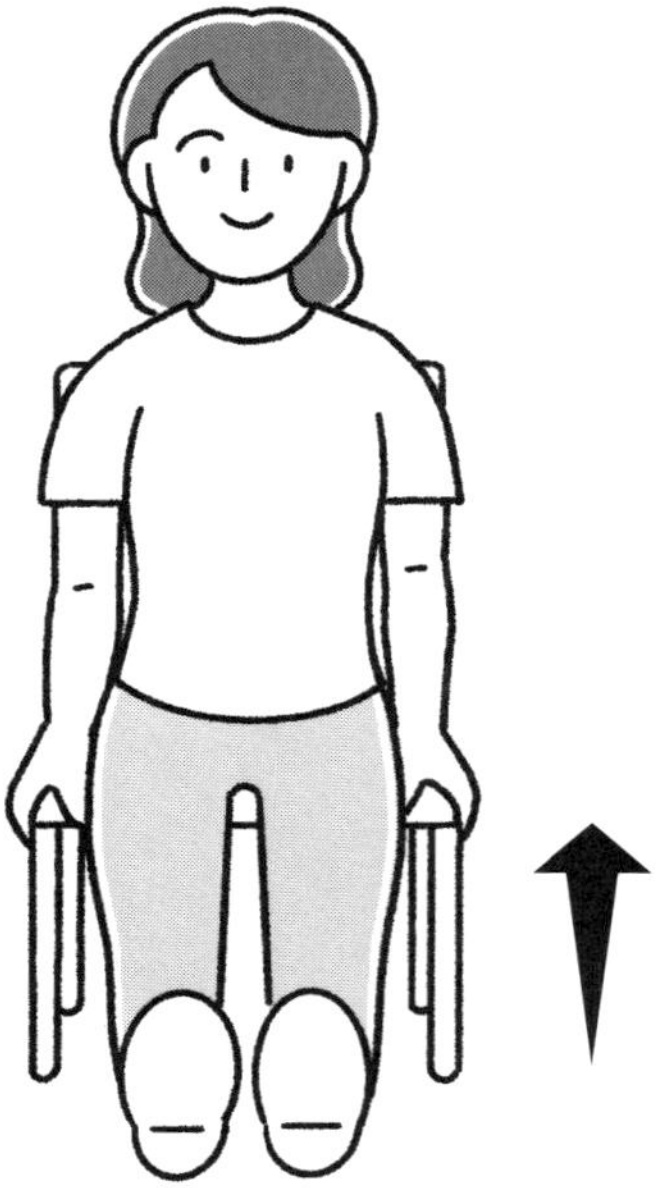

「シュッ」と両足を閉じた姿勢から、両足をそろえて床から10センチメートルくらいの高さまで持ち上げます。両手はイスの座面の横をつかんだままでOKです。

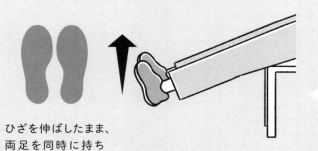

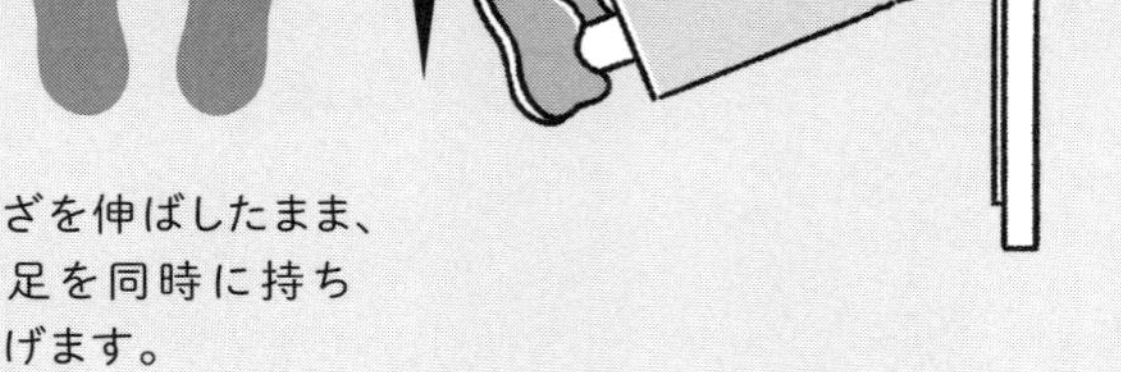

ひざを伸ばしたまま、両足を同時に持ち上げます。

足の動き

横から見たところ

足を高く持ち上げた後、足裏全体で床をつく動作が「ドン」です。両足で「ドン」をするときは、左右の足全体をぴったりそろえて行うことがポイントです。

足裏全体で床をつく

ひざを曲げ、両足の足裏全体を、床にできるだけ垂直に「ドン」とつきます。

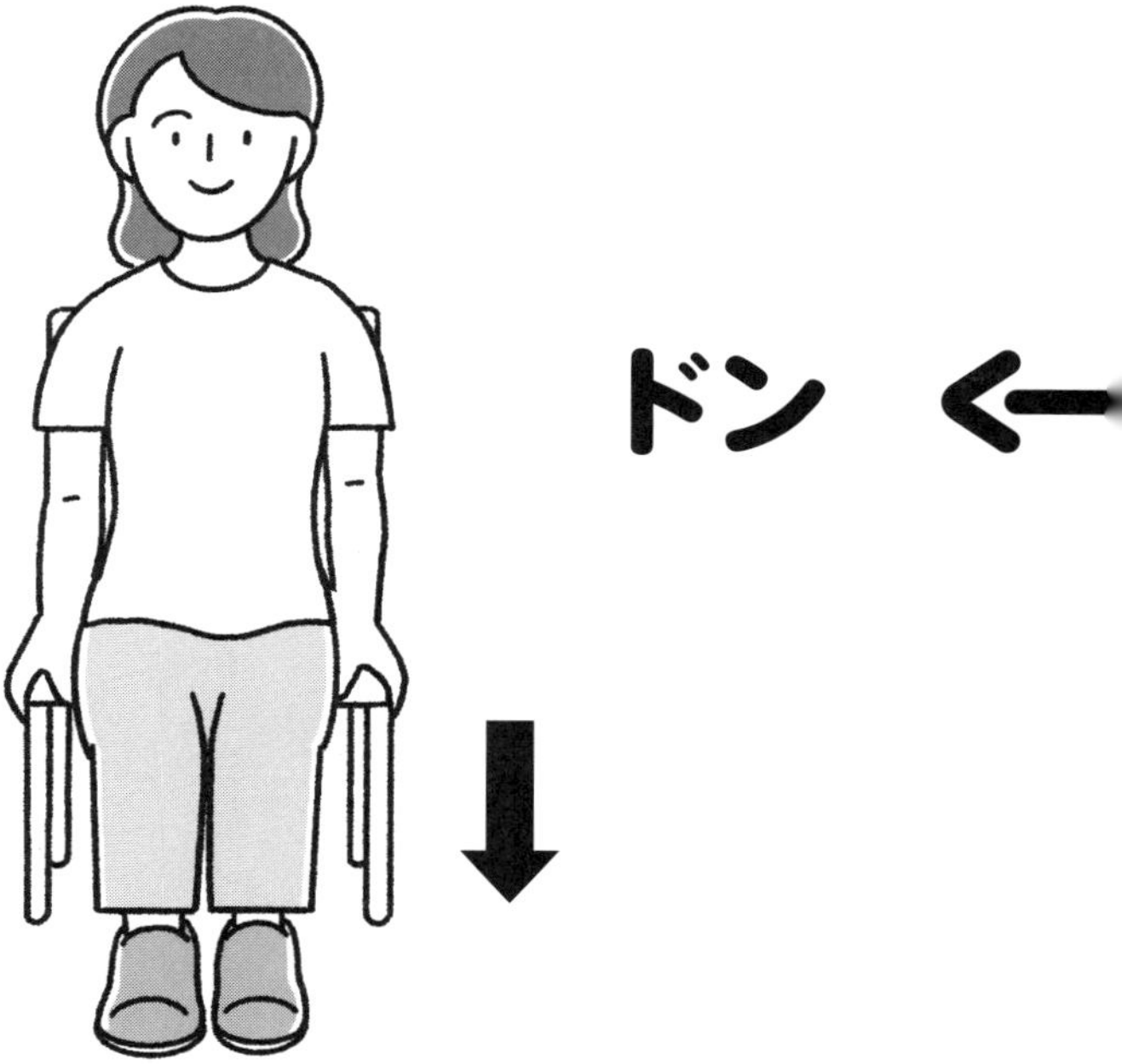

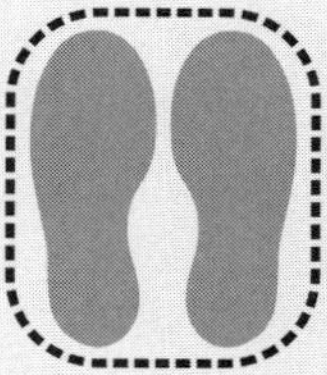

両足をそろえて、足裏全体で床をつきます。

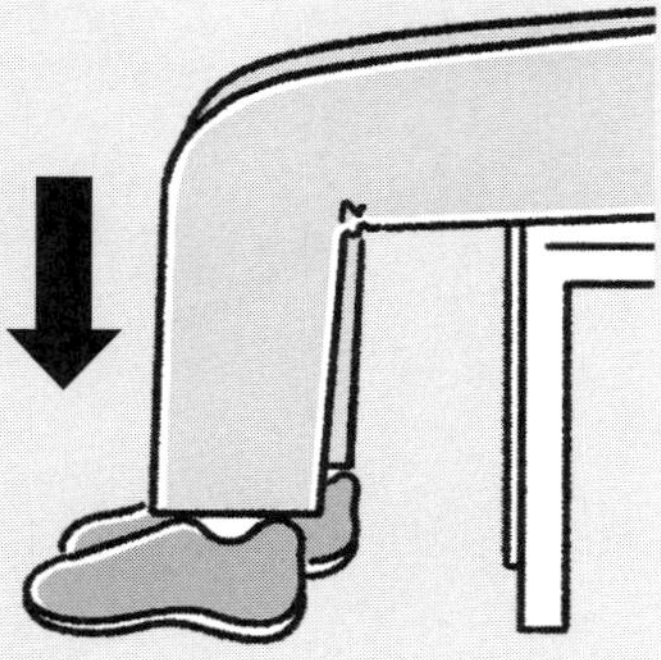

足の動き
横から見たところ

こうなると効果が薄れる！

1 前後に重心が偏るなど、座り方が悪い

前や後ろに重心が偏った姿勢で行うと、「パカ」も「シュッ」も「ドン」もきちんと行えず、ターゲットにしている各筋肉に適切な刺激を届けられません。イスに深く座った場合も同様です。また、前かがみになったり、背もたれに寄りかかったりすると、ひざが曲がりやすくなり、効果が大幅に減ってしまいます。

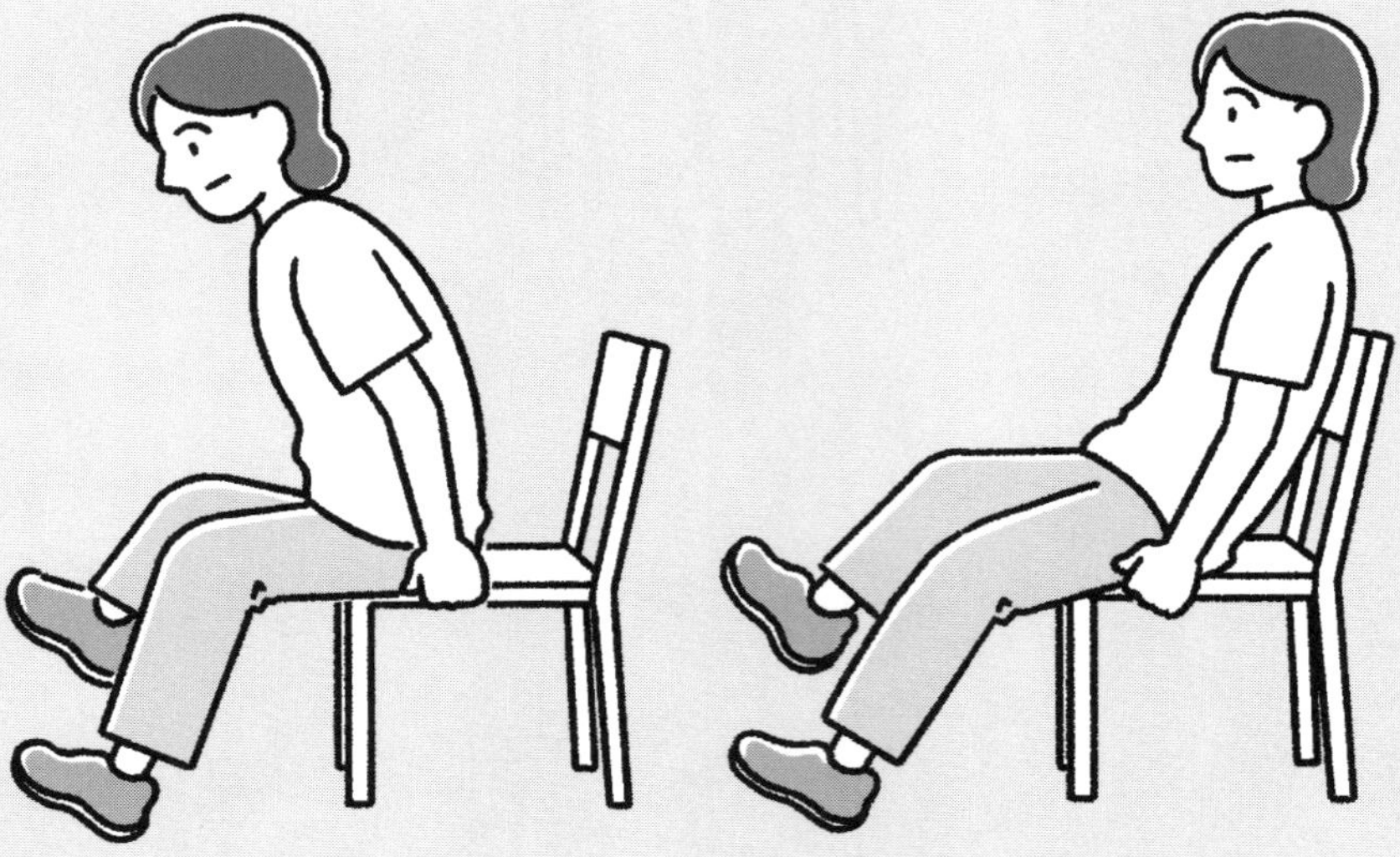

2 ひざが曲がっている

「シュッ」をするときにひざが曲がっていると、太ももの筋肉をほとんど刺激できません。「シュッ」は、ひざを伸ばしたまま行うようにしてください。

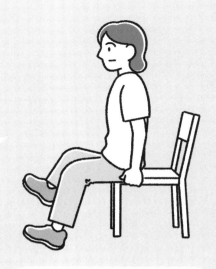

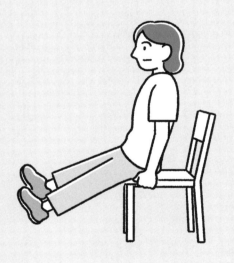

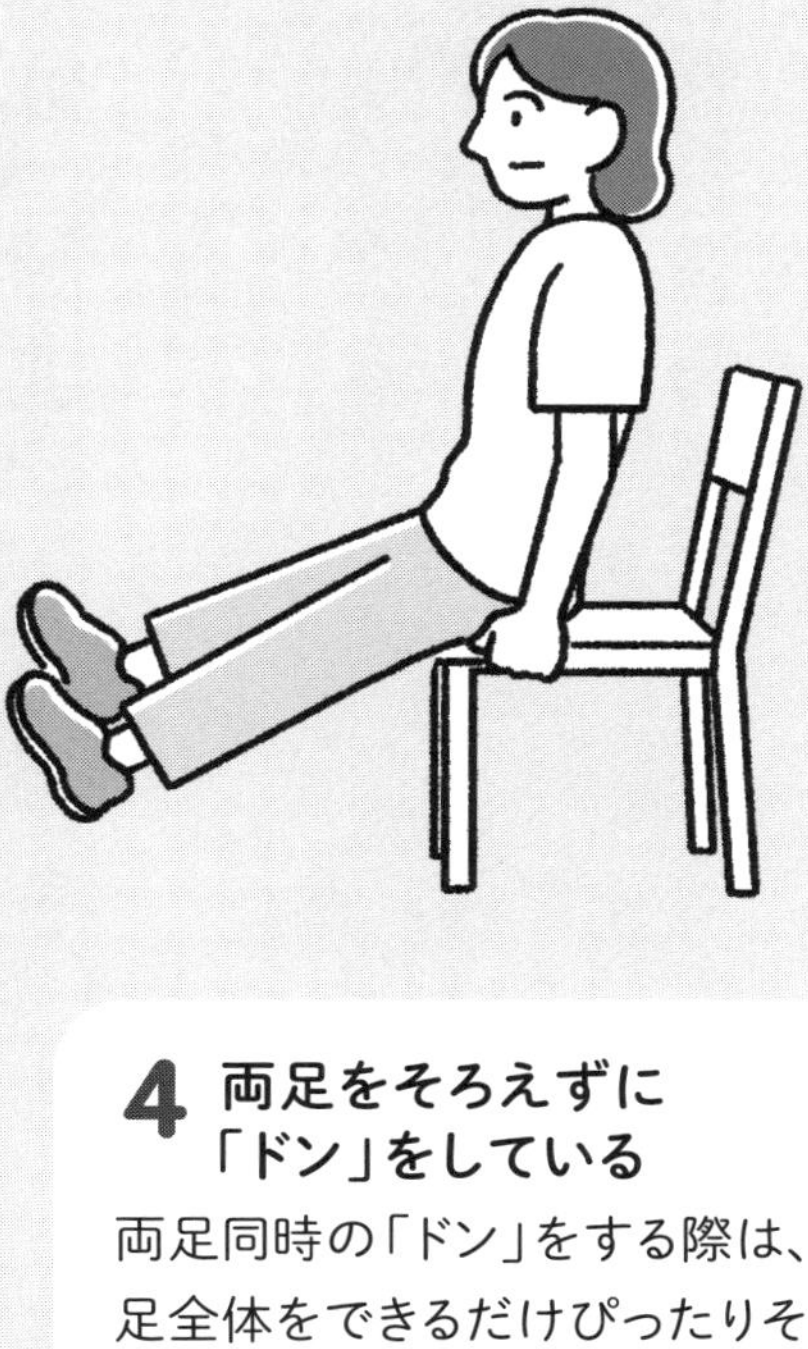

3 かかとを浮かせて足を動かしている

かかとを床から浮かせて足を動かすと、余計な負荷が他の筋肉・関節などにも及んでしまいます。腰痛持ちの人では、痛みの悪化につながる可能性もあるので、注意してください。

4 両足をそろえずに「ドン」をしている

両足同時の「ドン」をする際は、足全体をできるだけぴったりそろえて（くっ付けて）行いましょう。すると、そうでない場合よりも、幅広い範囲の筋肉に刺激を加えられるので、いっそう効率的・効果的な足踏みになります。

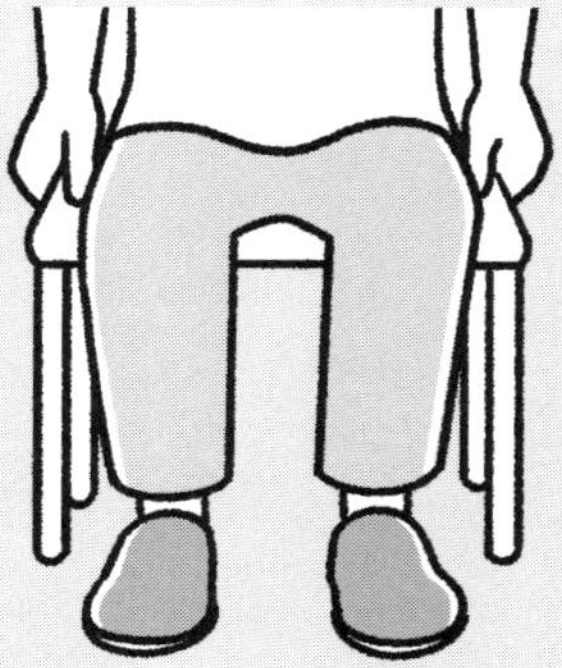

初めのうちは「無理せずできる」ペース・リズムで

ここからは、多彩な健康効果を兼備した「すごい足踏み」を、楽しく効率的に続けていくための秘訣をお伝えしていきます。

「すごい足踏み」は、**日常的に運動習慣がない高齢の方でも、無理なくできるように設計しています。**しかし、ひざ痛や腰痛など、なんらかの痛みを抱えている人の中には、ちょっとキツいと感じた場面があったかもしれません。そうしたケースでは、「痛みが出ない範囲」で行うように加減してください。

具体的には、実践の目安としている**1分間を少し短くしたり**、動画では1秒に1回のペースで行っている動作のリズムを、**もう少しゆっくりにしてみたり**するといいでしょう。

普段の歩くペースがゆっくりで、1歩歩くのに1秒以上かかっている方は、歩くときと同じ程度の「ゆっくりのリズム」で「すごい足踏み」を行うとやりやすくなると思います。

こうして無理せずに一定期間行い、ある程度慣れてきたら、1秒に1回のリズムにペースアップできるように、少しずつチャレンジしていきましょう。

また、「入門編のステップはできるけど、通常編のステップはうまくできない」という方もいらっしゃるかもしれません。そんなときは、**ご自分のできる入門編の足踏みを、まずは2週間続けてみてください。**

3種類ある通常編の中でも「コレはできるけど、アレは難しくてできない」という方も、同様です。できる足踏みだけでいいので、まずは2週間続けてみてください。

実践する足踏みの種類が少なくなると、それだけ得られる健康効果の種類も減りますが、なにもしないよりはよっぽどましです。

いくつかの足踏みを継続するうちに、**体と脳がほぐれて鍛えられ、「すごい足踏み」の感覚も覚える**ことで、できなかった足踏みができるようになることも多々ありますから、ぜひチャレンジを続けてください。

「すごい足踏み」は、楽しく続けられるメソッド

「すごい足踏み」は、ハードな筋トレなどとはまったく異なり、「さぁやるぞ」と気合いを入れなくてもすぐにできるメソッドです。

しかも、ここまでご説明してきたとおり、すぐれた健康効果を備えています。

さらに、「すごい足踏み」には大きな魅力があります。

それは、「楽しく行える」ということです。そして、**楽しく行えるからこそ、あきずに続けることができます。**

いくらすぐれた健康法でも、一度や二度であきてしまったら、期待していた健康効果はほとんど手に入れられません。「宝の持ち腐れ」になってしまいます。

その点、「すごい足踏み」は、楽しく続けられるからこそ、**より多くの方々が幅広い健康効果を得られるメソッドなのです。**

楽しく続けられる理由は、主に2つあります。

1つめは、「テレビを観ながら」「ラジオや好きな音楽を聴きながら」「スマホを見ながら」など、**なにか別のことをしながらでもできる**こと。

実践のためにこれといった準備がいらず、「ながら」でできることは、継続するうえで意外と重要なことです。

そして2つめの理由は、**続けているうちに楽しくなっていく**こと。

これには、「どんどんスムーズにできるようになっていく」という意味はもちろん、「リズミカルにステップを踏む楽しさがある」という意味も含まれます。

私が特におすすめしたいのは、皆さんそれぞれが**好きな音楽に合わせて行う**という方法です。テンポの速さに決まりはないので、ポップスでも、演歌でも、もちろんクラシック音楽でもかまいません。

実践されればすぐにわかっていただけると思いますが、大好きな音楽に合わせて「すごい足踏み」をしていると、ダンスをしているようで、**本当に気持ちがよく、時間を忘れてしまうほどです。**それが継続の動機になることは間違いありません。

楽しく続けるための「おすすめアイデア」

1 テレビを観ながら

一般的に、テレビコマーシャル（CM）は15秒または30秒の長さなので、1本のCMを観ている間に1種類の足踏み（連続ステップ）ができます。数本のCMを観ているうちに入門編・通常編の足踏みがひととおりできます。

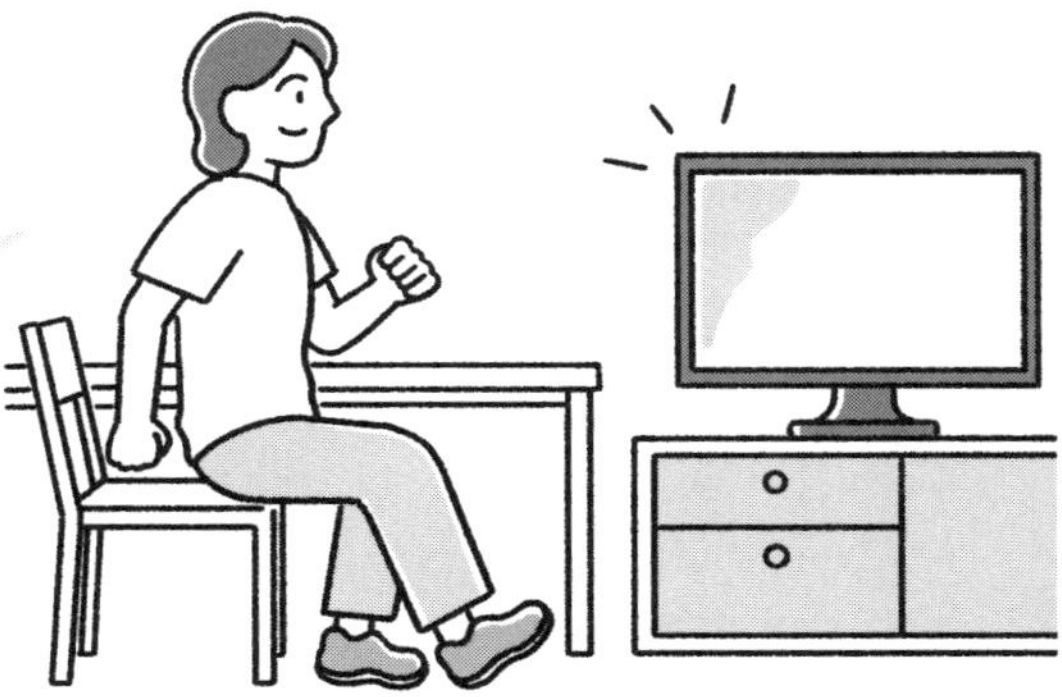

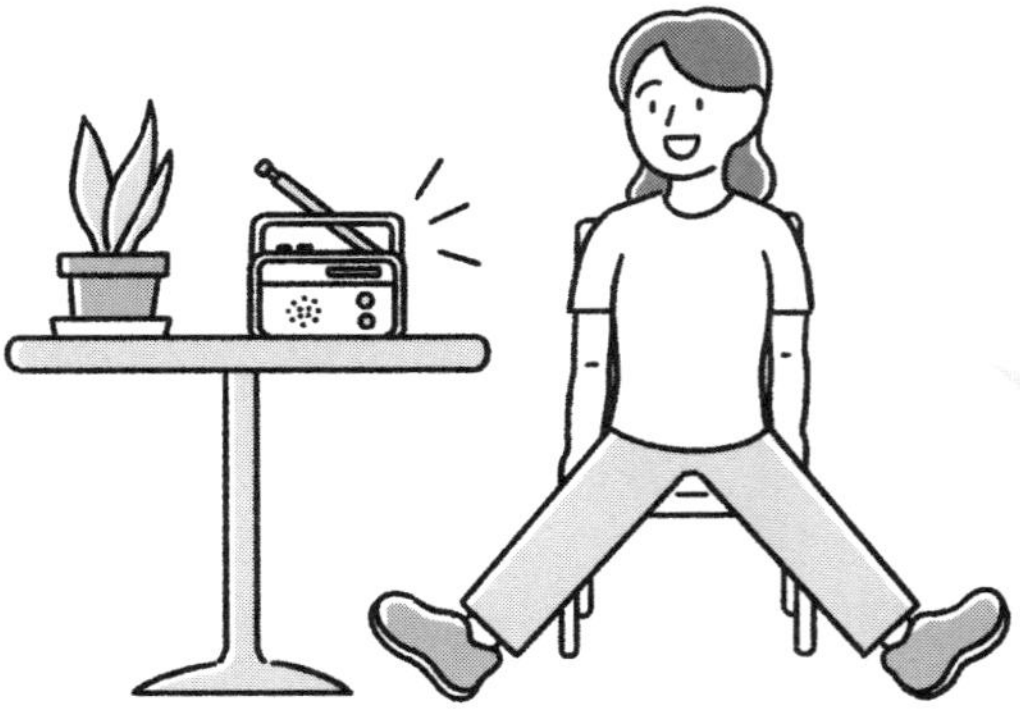

2 ラジオを聞きながら

ラジオ番組の場合は、テレビ番組よりも歌や音楽がかかる割合が多いので、「聞き始めて最初に音楽がかかったら足踏みをする」というルールを作れば、音楽に合わせて行う楽しみ（左ページ参照）を味わいつつ、習慣化のきっかけにもなります。

3 スマホを見ながら

スマートフォン（スマホ）を見る機会は頻繁にあると思うので、「スマホを見るときは足踏みをする」と決めて、習慣化するのもいいでしょう。もちろん、本書にあるQRコードを読み取り、足踏みの動画を見ながら“プチ講習会”に参加している感覚で行うのもいいでしょう。

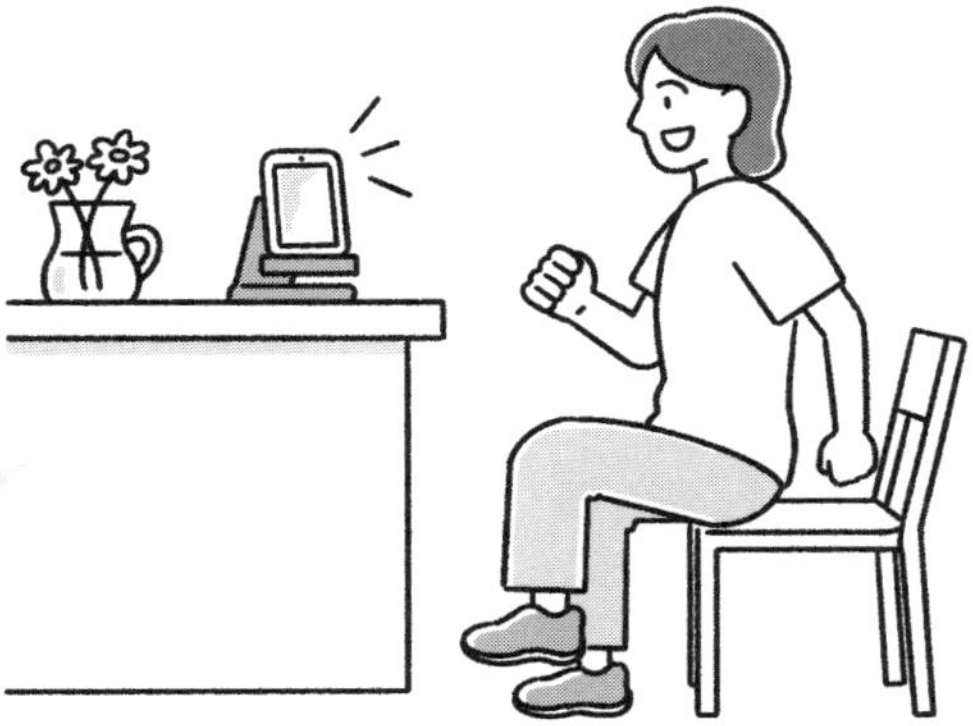

4 音楽に合わせて

「すごい足踏み」は、「4拍子のリズム」で体を連続して動かすステップです。ですから、3拍子のワルツを除けば、皆さんが好きな音楽に合わせられ、楽しく行えるはずです。足踏みをしながら歌えば、体幹の筋肉・インナーマッスルを使うことになるので、さらに◎です。

● おすすめの音楽

本書で紹介している動画では、いつでも、どこでも、皆さんが手軽に行えるように、時計の秒針に合わせてステップを行っていますが、ゆっくりすぎると感じる方もいるかもしれません。そんな方には、『赤いスイートピー』や『また逢う日まで』などの、秒針よりも少し早いテンポの曲がおすすめです。これらで慣れたら、ご自分の好きな曲をどんどん使っていきましょう。

イスの選び方・使い方にも気を配ろう

「すごい足踏み」で最大の健康効果を得るためのポイントとして、イスに座るときの基本姿勢が重要なことは、63〜65ページでお話ししたとおりです。

そこでは、**「イスの座り方は浅めに腰かけること」**や、**「座面の高さはひざ・股関節の角度が90度になるものを使う」**という内容をご説明しました。

実をいうと、イスについてはもう少しお伝えしたいことがあります。

特に、前述した2つのポイントの後者では、「そういうイスがない場合は買わないといけないの？」という疑問を持たれるかもしれません。

しかし、**新品のイスを買わなくても、使い方にちょっとの工夫をすれば、「すごい足踏み」を行うのに最適のイスを作れます。**

そうしたイスに関する内容を左ページにまとめたので、参考にしてください。

「イスの選び方・使い方」のポイント

○

- 座ったときに、ひざ・股関節の角度が約90度になるイスを使う
- 座面が低くて、ひざ・股関節の角度が約90度にならない場合は、折り畳んだバスタオルや座布団などを座面に敷き、高さを調整する
- ただし、やわらかすぎる座布団だと、座ったときに骨盤を起こしづらい（前傾させづらい）ので、やや硬めのものを使う
- そのうえで、浅めに座って骨盤を前傾させ、腹筋に力を入れる

×

- ふかふかのソファでは、体が沈んで骨盤が倒れやすい（後傾しやすい）ので、足踏みをするときには使用しない
- 背もたれやひじ掛けに寄りかからずに、足踏みを行う
- 座面が高く、座ったときに足裏が浮いた状態になるイスも、正しく足踏みができなかったり、負荷がかかりすぎたりするので、使わないのが無難

「物足りない」と感じたら試したい、さらに効果を上げるためのアイデア

「すごい足踏み」の実践に慣れてきたら、「ちょっと物足りない」「運動の強さをもう少し高めたい」と考える方もいらっしゃるでしょう。そんな「やる気」のある皆さんに、プラスアルファの工夫をご紹介しましょう。

●ウエイト（重り）を利用する

１００円ショップなどで販売されている足首の重り（アンクルウェイト）を利用すると、運動の負荷を上げられるので、適宜利用するといいでしょう。

ただし、**数百グラムのものから着け始めるようにしてください**。ケガなどのリスクは当然避けるべきですし、負荷をかけすぎて足踏みがきちんとできなくなれば、本末転倒になってしまうからです。

●着圧ソックスを利用する

市販されている着圧ソックス（ストッキング）をはいて行うと、**むくみの解消・改善効果**や、**ふくらはぎの血流ポンプ作用の向上**が期待できます。

● 温水プールの中で行う

趣味で水中ウォーキング・水泳などをしている方なら、うまく座れる場所さえあれば、プールの中で足踏みをしてみましょう。**運動の負荷を上げることができます。**その際、水の抵抗によって、足を動かすスピード（テンポ）はやや落ちるはずなので、そのスピードを「普通に水の外でやっているとき」になるべく近づけられるようにチャレンジしてみてください。そうすることで負荷がさらに上がります。

なお、水の抵抗を利用するとなると、お風呂での実践を思い浮かべる人もいるかもしれませんが、**普段入浴されている温度の「お湯」が入った湯舟の中で行うのは控えてください。**真剣にきちんとやればやるほど、心臓に負担がかかりすぎるリスクがあるからです。

自宅のお風呂で行う場合は、水（お湯）の温度をプールと同じ程度（30度前後）にして、それでものぼせてきたら止めるようにしてください。

COLUMN 3

「悪い歩行」で
生まれてしまう悪影響

歩くことは、健康を維持したり増進したりするうえで、とても有効な手段になります。

ただし、“歩きさえすれば、どのように歩いても体にいい”というわけではありません。実は、普段の歩き方がよくないと、体に悪影響を及ぼすことがあるからです。

例えば、筋肉の量がそんなに多くない人が大股で歩くと、せっかく歩いても筋力が落ちてしまう可能性があります。なぜなら、ふくらはぎの筋肉（腓腹筋）を過度に使うことによって、むしろ早く疲れてしまうからです。

反対に、前傾姿勢の小股でトボトボ歩くと、足の前側だけに体重の負荷が過剰にかかり、その部分にトラブルが発生する引き金になってしまいます。

ちなみに、26ページでご紹介した中之条研究においても、歩けば歩くほど健康効果が高まるわけではなく、人によっては8000歩以上歩くとかえって関節を傷めたりするなど、逆効果になるケースが見られています。

皆さんが今後歩く際は、37～39ページのポイントをおさえつつ歩くようにして、歩行による健康効果を最大限に得られるようにしてください。

おわりに

厚生労働省が２０２４年７月に公表した「令和５年簡易生命表の概況」によると、**日本人の平均寿命は男性で81・09歳、女性では87・14歳になっています。**令和４年・令和３年の平均寿命は、２年連続で前年を下回っていましたが、それらは新型コロナウイルス感染症（ＣＯＶＩＤ－19）の影響があったと考えられているため、今後は従来と同じく右肩上がりに延びていくと考えられます。

そうした高齢化が進む中で、シニアの方々と日々接していると、強く感じることがあります。

平均寿命をゆうに超えた年齢でも、とても活動的に生活している「アクティブシニア」の方々がいらっしゃる一方で、**「一般的な運動ができない」「歩くことも難しい」という方々も少なくないということです。**

足の専門医としては、この状況を見過ごすことはできません。

だからこそ私は、「すごい足踏み」を考案し、講師を務めた健康講座ではシニアの方々に実践していただき、本書で初公開するに至ったのです。

私としては、すごい足踏みのメソッドが**「座ったままで歩くのと同等以上の健康効果が得られる」**という点で非常に画期的な運動であり、**このメソッドこそがアクティブシニアの方々を増やすことに貢献できると自負しています。**

ですから今日からでも、ご自宅で楽しみながら始めてみてください。

私自身としては、２０１９年に設立した一般社団法人「足の番人」のメンバーとともに、１００歳まで元気に歩ける社会を目指し、様々なセミナーを通じて、足と健康を守るための知識と技術を広めていくつもりです。

「足の番人」には、医師や看護師、理学療法士はもちろん、セラピストやシューフィッター、介護従事者など多岐にわたる職種が参加しています。

自身の足の健康を保つだけでなく、回りの方の足の健康も守ることも「足の番人」の役割です。危ない足のサインを見逃さず、身近な人々の足の悩みに対してアドバイスとケアを提供する「足の番人」もどうぞよろしくお願いします。

また、今後も不定期ではありますが、すごい足踏みのメソッドを高齢者向けの健康講座などで開催する予定です。その先には、老健施設（介護老人保健施設）をはじめ、高齢者関連施設での実践をできるだけ広めるべく努力していく所存でおります。

もちろん、本書を読んでくださった施設職員の方々が、日課の運動の時間に採用していただくことは大歓迎です。入所されている方々の健康の維持・増進のために、本書を存分にご活用ください。

また「すごい足踏み」の制作にあたっては、スタジオタップ72の今西康之先生にご助言いただきました。ありがとうございました。

本書をお読みいただいた中高年以上のより多くの方々が、いっそう元気で笑顔あふれる毎日を送られることを心から願っています。

菊池守

参考文献・資料

- 『足の専門医が教える 100歳までスタスタ歩ける足のつくり方』
  菊池守（アスコム）
- 『“歩く力"を落とさない！ 新しい「足」のトリセツ』下北沢病院医師団（日経BP）
- 『あらゆる病気を防ぐ「一日8000歩・速歩き20分」健康法』
  青柳幸利（草思社）
- 『中之条研究―高齢者の日常身体活動と健康に関する学際的研究』
  青柳幸利（週刊医学のあゆみ特集第253巻9号）
- 『中之条研究』「1年の1日平均の身体活動からわかる予防基準一覧」
  地方独立行政法人東京都健康長寿医療センター　運動科学研究室長
  青柳幸利　※協力：株式会社健康長寿研究所 http://kenju-jp.com/
- 厚生労働省『令和元年 国民健康・栄養調査結果の概要』
- 内閣府『平成26年度 高齢者の日常生活に関する意識調査結果（全体版）』
- 『THE LANCET 日本特集号』（2011年9月）日本：国民皆保険達成から50年「なぜ日本国民は健康なのか」
- 厚生労働省「2013年9月27日 副大臣ロコモレク資料」
- 『足の事典』山崎信寿［編］鈴木隆雄ほか［著］（朝倉書店）
- 厚生労働省「令和5年簡易生命表の概況」2024年7月

1日3000歩
歩きたいのに歩けない
人のための
すごい足踏み

発行日　2024年10月15日　第1刷
発行日　2025年7月15日　第5刷

著者　菊池守

本書プロジェクトチーム

編集統括	柿内尚文
編集担当	池田剛
編集協力	泊久代、松尾佳昌
制作協力	今西康之（スタジオタップ72）
デザイン	阿部早紀子
イラスト	長野美里
DTP	野中賢・安田浩也（システムタンク）
校正	鷗来堂
営業統括	丸山敏生
営業推進	増尾友裕、綱脇愛、桐山敦子、寺内未来子
販売促進	池田孝一郎、石井耕平、熊切絵理、菊山清佳、山口瑞穂、相澤いづみ、吉村寿美子、矢橋寛子、遠藤真知子、森田真紀、氏家和佳子
プロモーション	山田美恵、川上留依、鈴木あい
編集	小林英史、栗田亘、村上芳子、大住兼正、菊地貴広、福田麻衣、小澤由利子、宮崎由唯
メディア開発	中山景、中村悟志、長野太介、入江翔子、志摩晃司
管理部	早坂裕子、生越こずえ、本間美咲
発行人	坂下毅

発行所　株式会社アスコム

〒105-0003
東京都港区西新橋2-23-1　3東洋海事ビル
TEL：03-5425-6625

印刷・製本　日経印刷株式会社

Printed in Japan ISBN 978-4-7762-1353-6

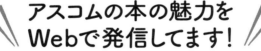